浙江省社科规划一般课题（科普读物）–20KPCB03YB

"医联体"为依托的
全周期健康管理服务体系构建

李爱夏　著

U0396403

浙江工商大学出版社
ZHEJIANG GONGSHANG UNIVERSITY PRESS
·杭州·

图书在版编目（CIP）数据

"医联体"为依托的全周期健康管理服务体系构建 / 李爱夏著 . — 杭州：浙江工商大学出版社，2021.11
ISBN 978-7-5178-4442-6

Ⅰ . ①医… Ⅱ . ①李… Ⅲ . ①医疗卫生服务—体系建设—研究—中国 Ⅳ . ① R199.2

中国版本图书馆 CIP 数据核字（2021）第 064460 号

"医联体"为依托的全周期健康管理服务体系构建
YILIANTI WEI YITUO DE QUAN ZHOUQI JIANKANG GUANLI FUWU TIXI GOUJIAN

李爱夏　著

责任编辑	熊静文
封面设计	沈　婷
责任印制	包建辉
出版发行	浙江工商大学出版社
	（杭州市教工路 198 号　邮政编码 310012）
	（E–mail：zjgsupress@163.com）
	（网址：http://www.zjgsupress.com）
	电话：0571–88904980，88831806（传真）
排　　版	杭州红羽文化创意有限公司
印　　刷	杭州宏雅印刷有限公司
开　　本	710mm×1000mm 1/16
印　　张	11.25
字　　数	131 千
版印次	2021 年 11 月第 1 版　2021 年 11 月第 1 次印刷
书　　号	ISBN 978-7-5178-4442-6
定　　价	68.00 元

前 言

2012年浙江省委、省政府提出"双下沉、两提升"的医改决策，通过建设区域"医疗联合体"（以下简称"医联体"）的形式，将三级医院、二级医院、社区医院、村镇卫生服务中心的医疗资源进行有效整合，着力推动城市优质医疗资源下沉和医务人员下基层，有效支持基层医疗卫生机构"服务能力和效率两提升"，提高区域内医疗卫生机构服务能力和医疗服务体系的宏观效率。国务院办公厅于2017年4月26日发布《关于推进医疗联合体建设和发展的指导意见》（以下称《医联体指导意见》），要求充分发挥三级综合医院在其中的提高医疗质量和医疗效率的带头作用，确立以临床循证医学指南为依据的医联体内部科学分工协作机制，形成以不同病种诊疗规范制度为标准的高效顺畅的双向转诊机制等，形成一个集医疗管理、服务、责任和效益的共同体。《健康中国2030规划纲要》明确了"全民健康是健康中国的根本目的。应立足全人群和全生命周期两个着力点，提供公平可及、系统连续的健康服务，实现更高水平的全民健康"。在2020年的全国卫生与健康大会上，中央强调"要坚定不移贯彻预防为主方针，坚持防治结合、联防联控、群防群控，努力为人民群众提供全生命周期的卫生与健康服务"，再次将全生命周期健康管理提到新的高度。

随着人们健康观念和诊治方案模式的转变，越来越多的慢病患者选择居家延续性的诊疗、康复、健康管理等，需要有专业人员给予全周期的整体化健康管理和指导服务。而守护人民健康不仅意味着人们生病时能够得到有效救治，也意味着要大力推进全生命周期健康管理，提供不同阶段的预防、治疗、康复、健康促进等服务。因此，医院及医务工作者在全生命周期健康管理中发挥着极为重要的作用。而基于我国人口基数庞大、社会老龄化日趋加深、慢性病发病率不断上升、公共卫生服务体系和健康保障制度等尚不完善、医疗资源分配不均等社会现状，要实现全人群、全方位、全生命周期的健康服务，必然需要全社会参与、跨部门协作，形成多层次、多元化的社会共治格局。"医联体"为依托的"双下沉两提升"长效机制的启动，使分级诊疗稳步推进，双向转诊更加顺畅，居民健康档案信息化管理逐步建成，医疗护理技术资源共享更加有效，县级、社区、村镇卫生服务中心等基层医疗服务人员的综合性专业能力不断提高，进一步提升对慢性病患者在日常健康管理、专业诊疗技术、安全用药、康复锻炼、伤害防治、心理问题、社会适应等全周期、全方位的专业管理和服务，切实解决患者长期的居家诊疗过程中遇到的问题和困惑，确保正确、安全、规范诊疗，提高治疗有效性和生活质量，真正体现现代"生物—心理—社会"医学模式下的"以人的健康为中心"的整体医疗护理理念和工作目标。

本书为浙江省社会科学界联合会社科普及课题"医联体"为依托的慢病患者全周期健康管理服务体系构建的科普读物，将着重介绍在"医联体"为依托的慢性病患者全周期健康管理服务体系模式下老化状态的特点、常见慢性疾病、居家诊疗照护技术和安全用药、居家诊疗仪器正确使用、慢性病延续性健康管理服务，以及互联网信息技术在"大健康"时代背景下有效应用。"医联体"依托新一代信息技术，医疗服务体系不仅能够进一步优化服务流程、提高服务质量和效率、实现医疗机构间的信息互通共享，而且能够根据不同患者的不同特点制定个性化诊疗方案，提升患者就医体验和诊疗效果，满足群众多样化的就医需求。在我国，随着一系列鼓励政策的出台以及数字技术的广泛应用，以家庭为中心的健康管理服务场景进一步发展、完善。越来越多的人借助先进技术，在"医联体"模式下足不出户就能享受便捷、高效、低成本的诊疗和健康管理服务。实现从单一救治模式向"防—治—养"一体化模式的转变。

本书在编写过程中得到学校领导、行业专家的指导和支持，尤其是李谋多博士、吴佳莹老师以及宁波市民间组织管理局原局长陈志卫的鼎力帮助，浙江工商大学出版社编辑为本书的出版付出了辛勤劳动，在此谨致真诚感谢！

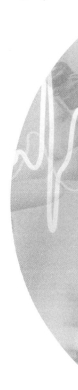

目

录

第 一 章

在"医联体"为依托的
全周期慢性病管理模式
下认识慢性病

一 慢性病定义

慢性病，在世界卫生组织（WHO）的名称中叫作非传染性疾病，我国卫生部门称它为慢性非传染性疾病，主要指以心脑血管疾病（高血压、冠心病、脑卒中等）、恶性肿瘤、慢性呼吸系统疾病（慢性气管炎、肺气肿、慢性阻塞性肺部疾病等）、内分泌（糖尿病）、肾脏、骨骼、神经、精神异常和精神病等为代表的一类疾病，而非特指某一种疾病。慢性病具有病程长、病因复杂、健康损害和社会危害严重等特点。慢性病的危害主要是造成脑、心、肾等重要脏器的损害，易造成伤残，影响劳动能力和生活质量，且诊疗时间长、医疗费用高，增加了社会和家庭的经济负担。我国在《中国防治慢性病中长期规划（2017—2025年）》中明确了"实现由以治病为中心向以健康为中心转变，促进全生命周期健康，提高居民健康期望寿命"的指导思想，提出了"加强健康教育，提升全民健康素质""实施早诊早治，降低高危人群发病风险"的防治策略。

二 常见慢性病

（一）心脑血管疾病

1. 高血压。在我国的慢性非传染性疾病当中，高血压是最为常见的一种。

正常人的血压经常在一个较小的范围内波动，保持着相对的恒定。但可因各种因素，如年龄、性别、昼夜、睡眠、情绪、体形、体位、运动、饮酒、环境温度、疼痛，以及测量部位等的影响而有所改变，并且以收缩压的改变为主。世界卫生组织和国际高血压联盟（ISH）在高血压治疗指南中，将高血压定义为"未服用抗高血压药的情况下，成人收缩压≥ 140 mmHg 和（或）舒张压≥ 90 mmHg"。

2. 冠心病。冠心病是冠状动脉粥样硬化性心脏病的简称，是指冠状动脉在动脉粥样硬化病变的基础上发生血管腔部分或完全阻塞，造成心肌缺血、缺氧或坏死的心脏病。冠状动脉粥样硬化性心脏病与冠状动脉痉挛引起的心绞痛一起统称冠心病，而临床上冠心病常指冠状动脉粥样硬化性心脏病。

3. 脑卒中。脑卒中又叫"脑血管意外"，也就是我们平常所说的"中风"，是由于脑部血管突然破裂或因血管阻塞导致血液不能流入大脑而引起的，包括出血性卒中和缺血性卒中。出血性的卒中平常叫脑出血，缺血性的卒中平常叫脑梗死。

4.脑梗死。脑梗死是临床常见的神经内科疾病，是老年群体中常见的疾病，且发生率逐年上升。脑梗死主要由于脑部血液供应不良，造成脑组织缺血、缺氧，引起部分脑组织坏死，继而导致患者神经功能受损。患者可表现为头痛、眩晕、耳鸣、半身不遂、吞咽困难、说话不清、恶心、呕吐、肢体乏力等多种症状。

（二）糖尿病

糖尿病是一种遗传因素和环境因素长期共同作用所导致的慢性、全身性、代谢性疾病，以血浆葡萄糖水平增高为特征，主要是因体内胰岛素分泌不足或作用障碍引起的糖、脂肪、蛋白质代谢紊乱，从而影响人体的正常生理活动。分1型糖尿病和2型糖尿病两种类型。其中1型糖尿病约占糖尿病总数的10％，多发于儿童及青少年，发病年龄通常小于30岁，患病者的胰岛功能差，需终身注射胰岛素治疗。2型糖尿病约占糖尿病总数的90％，多见于成年人，40岁以上发病率高，有明显的遗传倾向，多有糖尿病家族史；初期以运动和饮食控制为主或加口服降糖药，但如果胰岛功能受损，则需要注射胰岛素来控制血糖。

糖尿病属于非传染性慢性代谢性疾病，并发症多，且严重，其患病率在我国逐年增高。随着经济的发展、人民生活水平的提高及人口寿命的延长，糖尿病发病率迅速增长，已成为世界各国严重的公共卫生问题之一。

糖尿病的症状可分为两大类：一大类是与代谢紊乱有关的表现，尤其是与高血糖有关的"三多一少"——多饮、多食、多尿、消瘦，多见于1型糖尿病；2型糖尿病症状常不十分明显或仅有部分表现。另一大类是各种急、慢性并发症的表现。

糖尿病的并发症，通常来说，包括急性并发症和慢性并发症。糖尿病急性并发症包括我们常说的糖尿病的酮症酸中毒昏迷，糖尿病的低血糖昏迷，还有一部分患者容易出现我们常见的感染。糖尿病的慢性并发症包括两大部分，一是我们通常所说的大血管病变，如动脉硬化、冠心病、脑梗死等等，这些是危及生命的一些疾病。二是糖尿病的微血管病变所致，如糖尿病性视网膜病变、糖尿病性肾病和糖尿病性周围神经病变。糖尿病晚期患者的症状主要是出现多种并发症，糖尿病的慢性并发症到了晚期症状较为严重，往往要靠很多药物维持，甚至要经常住院治疗。以下是糖尿病晚期患者的一些典型症状。

1. 糖尿病性眼底病变：临床表现为白内障或视网膜病变，视网膜血管容易出血，在出血后通过牵拉作用还可能引起视网膜剥离，造成视力急剧下降，甚至导致失明。

2. 糖尿病性肾病：糖尿病患者长期血糖控制效果不明显，从而导致损害肾脏，引发肾功能减退，甚至出现尿毒症；还会出现脚肿、乏力、厌食、皮肤瘙痒以及血压高等症状；还可能造成低蛋白血症、肾病综合征时，会有全身水肿、贫血、便秘等表现。

3. 糖尿病性神经病变：外周神经病变患者主要有四肢麻木、双足疼痛等，自主神经病变患者可造成心慌、胸闷、气急、便秘、尿失禁以及皮肤局部出汗等症状。

4. 糖尿病性大血管病变：患者双腿皮肤干燥、少汗、营养缺乏、色素沉着，容易破溃而形成溃疡；可出现心肌梗死，容易造成猝死；出现脑卒中而引起肢体瘫痪，长期卧床。

（三）慢性呼吸系统疾病

呼吸系统疾病是一种常见病、多发病，主要病变在气管、支气管、肺部及胸腔，病变轻者多咳嗽、胸痛、呼吸受影响，重者呼吸困难、缺氧，甚至呼吸衰竭。常见的呼吸系统慢性疾病包括慢性阻塞性肺病（简称慢阻肺，包括慢性支气管炎、肺气肿、肺心病，英文缩写是 COPD），支气管扩张，肺间质疾病，慢性肺源性心脏病，等等。慢性呼吸系统疾病患者大部分时间通常处于稳定期，一旦发作，很容易影响患者的身体健康与生活质量。

（四）风湿免疫系统疾病

风湿免疫系统疾病是指所有影响骨、关节及其周围软组织，如肌肉、滑囊、肌腱、肌膜、神经等的一组疾病。其病因可以是感染性、免疫性、代谢性、内分泌性、退行性、遗传性、肿瘤性等，可以是周身性或者是系统性，也可以是局限性。临床上常见的风湿免疫系统疾病，包括系统性红斑狼疮、干燥综合征、类风湿关节炎、多发性肌炎、系统性硬化症、血管炎、强直性脊柱炎、骨关节炎等。

1.类风湿关节炎。类风湿关节炎是一种慢性炎症性、系统性的自身免疫病，可侵犯滑膜、软骨和骨组织，致关节疼痛、肿胀、畸形、功能丧失，同时还可并发心、肺、肾等重要脏器的损害，病情迁延，部分患者甚至引发精神情绪障碍。目前其发病机制尚不十分清楚，多认为与环境、遗传、免疫紊乱等有关。本病有致残性，对患者、家庭及社会造成较大的负担与压力。

2.痛风。痛风为嘌呤代谢紊乱和（或）尿酸排泄障碍所致血尿酸增高的一组异质性疾病。其临床特点为高尿酸血症、痛风性急性关节炎反复发作、痛风石沉积、常累及肾脏引起慢性间质性肾炎和肾尿酸结石形成。痛风分为原发性和继发性两大类。原发性痛风形成的原因：（1）尿酸生成过多：摄入过多的高嘌呤食物、嘌呤代谢过程中酶的缺陷。（2）尿酸排泄减少：遗传因素、疾病导致肾功能异常，从而造成尿酸排泄减少。继发性痛风形成的原因：（1）机体蛋白质分解亢进，如血液系统疾病、化疗、放疗等。（2）尿酸排泄减少：各种肾脏病所致的肾功能不全，某些药物（如噻嗪类、呋塞米、乙胺丁醇等）导致。痛风是高尿酸血症持续存在的结果，所以引起高尿酸血症的原因就是引起痛风的原因。

3.强直性脊柱炎。强直性脊柱炎（英文缩写为 AS）是一种以侵犯中轴关节为主，并可有外周关节和系统受累的慢性炎症性免疫病，有明显家族聚集现象。病程呈慢性、进行性、反复发作，主要症状是顽固性腰背疼痛、僵硬，随着病情的进展，出现脊柱强直、畸形、驼背、髋关节强直以致严重功能障碍、致残。该疾病发病呈世界范围分布，我国的发病率约为0.3%，20—30岁的青壮年期为发病高峰，男女比为（3—5）：1，总致残率为15%—20%，目前尚无特异的治疗方法。病情迁延反复，患者长期感到疼痛、僵硬、活动受限，以及关节畸形导致终身残疾等，使他们在生理、心理、家庭、社会等各方面功能均受到严重影响。

（五）慢性肾功能衰竭

慢性肾功能衰竭是一组临床综合征，临床表现以进行性肾实质损害、肾脏功能难以维持等为主，可引发代谢紊乱、氮质血症等，随着肾功能不断恶化最终进入尿毒症期。我国慢性肾衰竭的主要病因是由原发性肾小球肾炎发展而来，近年因糖尿病肾病导致慢性肾功能衰竭的患者逐渐增多。其他病因包括高血压肾小动脉硬化、急慢性肾小管间质疾病、慢性肾盂肾炎、尿酸性肾病、梗阻性肾病、遗传性肾病等。目前对尿毒症患者的治疗主要通过肾脏替代治疗方法，即血液透析、腹膜透析、肾移植。尿毒症的临床症状包括常见症状和其他症状。

1. 常见症状有以下几种：

（1）消化系统：常见症状厌食，恶心，呕吐，腹胀，舌、口腔溃疡，口腔有氨臭味，上消化道出血。

（2）血液系统：①贫血是尿毒症患者必有的症状。②出血倾向：可表现为皮肤、黏膜出血等。③白细胞异常：白细胞减少，趋化、吞噬和杀菌能力减弱，易发生感染，透析后可改善。

（3）心血管系统：其病变是肾功能衰竭者最常见的死亡原因。具体包括：①高血压，大部分患者（80％以上）有不同程度的高血压，可引起动脉硬化、左室肥大、心功能衰竭。②心功能衰竭，可有呼吸困难、全身水肿等。③心包炎，一般为晚期的表现。④动脉粥样硬化和血管钙化，进展可迅速，血透者更甚，冠状动脉、脑动脉、全身周围动脉均可发生。

（4）神经、肌肉系统：①早期，疲乏、失眠、注意力不集中等。②晚期，周围神经病变，感觉神经较运动神经显著。③透析失衡综合征，常发生在初次透析的患者身上。尿素氮降低过快，细胞内外渗透压失衡，引起颅内压增加和脑水肿所致，表现为恶心、呕吐、头痛，严重者会出现惊厥现象。

2. 其他症状有以下几种：

（1）肾性骨病：①可引起自发性骨折。②少数患者可有骨酸痛、行走不便等。

（2）呼吸系统：尿毒症性支气管炎、肺炎（蝴蝶翼）、胸膜炎等。

（3）皮肤症状：皮肤瘙痒、尿素霜沉积、尿毒症面容，透析不能改善。

（4）并发严重感染：以肺部感染多见。

第 二 章

在"医联体"为依托的全周期慢性病管理模式下认识老年状态

一 老年人的生理特点

人体进入中老年后，身体的器官功能会随着年龄的增长而渐渐减退，各系统的生理功能会发生相应的变化。

（一）循环系统

1. 动脉血管粥样硬化的程度逐渐加重，动脉管壁变硬，弹性降低，从而使周围血管阻力增加。

2. 自主神经功能的稳定性下降，对血压的调节功能变差。

3. 心脏冠状动脉血管粥样硬化，导致血管腔变窄，斑块易破溃脱落。

4. 心脏窦房结内的自律细胞减少，老年人心输出量较年轻人的平均减少30%—40%。

因此，老年人容易出现高血压、体位性低血压、冠心病、早搏、心房颤动及房室传导阻滞等健康问题。

（二）呼吸系统

1.胸廓弹性降低，胸壁顺应性下降，胸式呼吸减弱，腹式呼吸相对增强。

2.呼吸肌、膈肌及韧带萎缩，肋软骨钙化，导致肺及气管的弹性降低，呼吸功能相应减退。

3.肺泡弹性下降，肺活量相应减少；反射性咳嗽功能减弱，气管分泌物不易排出。

因此，老年人容易发生肺部感染、肺气肿、哮喘、慢性阻塞性肺病等健康问题，严重者会发生呼吸衰竭。

（三）消化系统

1.口腔黏膜萎缩，唾液减少，味蕾萎缩，味觉变得迟钝。

2.牙周炎和龋齿的发生机会增多，牙齿松动容易脱落。

3.支配吞咽的神经和肌肉功能减退，导致吞咽动作不协调。

4.胃、肠蠕动减慢，胃排空延缓，消化液分泌减少。

因此，老年人易出现口味变重、食欲减退、误吸、消化不良、便秘等健康问题。

（四）泌尿系统

1.肾脏逐渐萎缩，肾血管硬化，管腔缩小，致使肾血流量减少。

2.肾小球滤过率下降，肾小管吸收功能减退，对水电解质调节功能降低。

3.膀胱容量减少，排尿收缩能力减弱，膀胱残余尿量增多。

因此，老年人易发生水、钠潴留，从而导致心力衰竭及肺水肿；还易出现夜尿增多、尿急、尿频甚至尿失禁等健康问题。

（五）神经系统

1.脑内某些中枢神经递质数量减少。

2.脑血流量及脑耗氧量逐渐减少。

因此，老年人容易出现记忆和认知功能减退、睡眠欠佳、情绪不稳定、表情淡漠、动作缓慢等症状和体征。

（六）内分泌系统

1.胰岛功能下降，组织对胰岛素的敏感性降低。

2.甲状腺功能降低。

3.性腺功能降低。

因此，老年人容易患糖尿病、甲状腺功能减低等，并出现皮肤干燥、心率减慢、倦怠等现象。

（七）运动系统

1. 骨骼中有机物质含量逐渐减少，骨小梁数目减少，骨皮质变薄。

2. 肌纤维逐渐萎缩，肌肉力量减退，弹性变差。

因此老年人易发生骨质疏松、跌倒、骨折，还易出现肌疲劳和腰腿酸痛等症状。

（八）感官系统

1. 皮下脂肪变薄，汗腺减少，皮下毛细血管减少。

2. 眼睛的眼睑下垂，泪液分泌减少；眼底血管硬化，视网膜变薄。

3. 耳蜗和听神经变性。

4. 味觉和嗅觉口腔黏膜萎缩、唾液减少及味蕾萎缩，易导致老年人食欲减退。

因此，老年人对冷、热、痛的感觉迟钝，易出现皮肤损伤，且愈合能力差；出现老花眼、青光眼、白内障及视网膜病变、听力下降甚至耳聋等症状。

二 老年人的常见疾病

1.循环系统：高血压、冠心病、动脉粥样硬化、心律失常、心力衰竭、周围血管病变等。

2.呼吸系统：慢性支气管炎、肺气肿、支气管扩张、肺源性心脏病、呼吸衰竭等。

3.消化系统：慢性胃炎、消化性溃疡、肝硬化、缺血性肠病、慢性腹泻、便秘等。

4.泌尿系统：尿路感染、泌尿系结石、前列腺增生（男性）、尿失禁、慢性肾小球肾炎、慢性肾功能衰竭。

5.神经系统：脑卒中、脑梗死、脑出血、帕金森病、阿尔茨海默病。

6.内分泌及代谢：糖尿病、高脂血症、痛风、老年性甲状腺功能亢进症、骨质疏松症等。

7.运动系统：椎间盘突出症、颈椎病、骨关节炎等。

8.感官系统：白内障、青光眼、年龄相关性黄斑变性、老年性耳鸣、耳聋、龋齿牙齿脱落。

9.其他：更年期综合征、干燥综合征、冬季瘙痒症、萎缩性阴道炎（女性）、子宫脱垂（女性）等。

老年人患病特点

1. 老年人常同时患有多种疾病。如，一个老年人可同时患有高血压、冠心病、糖尿病等，几种疾病的表现轻重缓急之不同，其中有12种危害性相对较大的主要疾病。

2. 老年人患病时容易发生并发症。如，中风昏迷时、手术后或骨折卧床时都易合并肺炎。

3. 老年人患病时易发生水和电解质紊乱。如，发热或呕吐、腹泻时，易出现脱水、低血钾、低血钠等情况。

4. 老年人患病时病情和临床表现不一致，症状不典型、不明显。如有时候病情比较重，但临床症状却比较轻。再加上老年人往往难以清楚、准确地表达和描述自己的病痛和不适，容易误诊、漏诊。

5. 老年人患病时，特别是急性病时，容易发生意识障碍和精神异常；有的疾病可能致突然昏迷。

6. 老年人患病时病情进展快，易发生脏器功能衰竭。

7. 老年人患病后恢复时间长或者不易恢复，疗效差，病程长。

8. 老年人由于多种疾病并存，用药多，再加上肝脏代谢和肾脏排泄功能下降，容易发生药物不良反应。

四 老年人安全的居住环境基本要求

1.地面：要平整，防滑。除卫生间和厨房外，以木质地板为宜，平时保持干燥。房间内不设门槛或不得有平面高度差。

2.门窗：门适当宽大，便于轮椅进出；门窗把手牢固，开关滑轮完好。

3.家具：简洁实用，靠墙摆放稳妥，高矮以方便取拿物品为宜。

4.家居用品：安全质量保证，种类够用即可，及时清理掉多余的或淘汰的物品。

5.卫生间：坐便器及浴室把手要牢固，高度合适。最好设有电话等呼叫设备。卫生间的门可不必加锁，或者要保证不会里面落锁的，以免意外上锁后外面打不开的情况。

6.通道：居室内尽量保证足够的空间，各房间之间的通道宽敞无障碍物。

7.照明：照明高度合适，除了照明灯外，可再有壁灯，保证室内光线好，照明亮度充足，但要注意光线柔和不刺眼。开关位置要方便使用，性能完好。

五 老年人的安全隐患及防护措施

老年人由于各器官生理机能的退行变化，反应迟钝，行动和各种感觉迟缓，身体的适应、协调和平衡能力下降；再加上有些药物的影响或者某些环境因素的影响，对疾病的抵抗力下降，一些意外事件如跌倒、坠床、走失、烫伤的发生率会相应增加，应做好防范措施。

环境：平时少去人群密集、空气混浊的环境；保持居室空气新鲜，每天自然通风2—3次，每次30 min以上；地面防滑、过道避免堆放杂物；坐便器和浴室旁边装有牢固的扶手；室内照明充足而柔和，备有夜灯。

衣着：平时及时添减衣着，防止受凉、过热；裤子不可过长，鞋子要合脚，鞋带要整理整齐稳妥，鞋底要防滑。

饮食：饮食卫生、新鲜、规律、营养合理，不吃变质、过烫、过冷的食物。

行动：躺卧、站立等变换体位时动作要缓慢一些，尤其在服用降压、利尿类药物时，避免动作过快、过猛。

保护具：感觉障碍、活动不便、意识不清的老年人，睡觉时要有床栏保护；用热水袋等要谨慎，温度不超过50℃，要有外套保护；手杖要有防滑胶垫。

联系：随身携带联系卡，尤其是有定向力和记忆力障碍的老年人。

用药：遵守医生的医嘱用药，不随意更改，不私自用偏方、保健药品等。

心理：家人尽量多陪伴，增强防范意识，防止不良分子乘虚而入，推销保健药物、器材，甚至骗取钱财等。

第 三 章

在"医联体"为依托的全周期慢性病管理模式下慢性病患者居家诊疗现状

随着现代生活方式和疾病谱的改变、人们的健康观念和诊治方案模式的转变，越来越多的慢性病患者在疾病急性期或调整治疗方案时在医院里接受治疗，待病情稳定或诊疗方案确定后，会选择居家进行延续性的诊疗、康复、健康管理等。在此过程中会有专业性较强的侵入性操作，如尿毒症患者的腹膜透析、糖尿病患者的血糖监测和胰岛素注射、强直性脊柱炎等风湿免疫性疾病患者注射生物制剂、压疮等伤口的换药等；还有留置管道而带管生活者，如 PICC 置管、鼻饲管、留置导尿管、人工肛门造口等；外用或者口服用药者更加普遍。在诊疗过程中，会涉及"特殊的居家诊疗环境布置，操作过程中的无菌技术规范要求，医疗护理用品材料保存使用，仪器的正确使用，用药时间和剂量的调整、药物不良反应观察处理，特殊药物（如胰岛素等）的保管储存，注射、换药等技术规范，产生的医疗废弃物处理，各种安全隐患的评估和对策，躯体功能、心理和社会功能康复评价"等问题。

《中国防治慢性病中长期规划（2017—2025 年）》中明确了"实现由以治病为中心向以健康为中心转变，促进全生命周期健康，提高居民健康期望寿命"的指导思想；提出了"加强健康教育，提升全民健康素质""实施早诊早治，降低高危人群发病风险"的防治策略。《健康中国 2030 规划纲要》明确了"全民健康是健康中国的根本目的。应立足全人群和全生命周期两个着力点，提供公平可及、系统连续的健康服务，实现更高水平的全民健康"。

因此，对于要居家诊疗者这个群体，需要有长期、延续的整体化健康管理和专业指导，能够让他们掌握规范的操作技术、知晓安全用药知识、掌握正确的康复锻炼和伤害防治、有效解决心理问题和社会适应，以保证居家延续性治疗康复的质量和效果。

第 四 章

居家使用的
医疗仪器、医护用品的种类

一 常用居家使用的医疗仪器设备

1.体表检测类仪器：如血压计、体温计等。

2.侵入性操作仪器：如血糖仪、胰岛素注射笔等。

3.治疗相关类仪器：如紫外线灯、制氧机、雾化器等。

4.辅助类仪器：如助行器、牵引器、轮椅等。

二 常用的医疗物品材料类

1.纱布、敷贴等敷料类。

2.棉签、棉球、棉片、消毒液等消毒用物。

3.引流袋、造口袋、氧气管、面罩、雾化口含嘴、鼻饲管、负压引流器、中单等一次性使用医疗用物。

 三 诊疗过程中的常见问题

1.仪器、用物质量的检查、质量监控和参数校准，以及日常的保管维护。

2.仪器与设备使用的适应证、正确的操作和使用方法。

3.检测类结果数据的正确科学解读和判断。

4.仪器意外故障判断和处理方法。

5.各种诊疗过程中的无菌观念、无菌操作环境及设施和无菌技术。

6.产生的医疗废弃物的处理方法。

第 五 章
全周期健康管理模式下
居家诊疗照护技术指导

一 体温测量

（一）体温计的种类

1. 玻璃汞柱式体温计，又称水银体温计，是由装有汞的真空毛细玻璃管制成。玻璃汞柱式体温计为国内最常用的体温计，很多家庭都有备用。水银体温计测量的温度范围为35℃—42℃，每一小格为0.1℃，在0.5℃和1℃的刻度处用较长的线标记，以便于辨认体温度数。

玻璃汞柱式体温计分口表、肛表和腋表三种（见图5-1）。口表和肛表的玻璃管呈三棱柱状，腋表的玻璃管则呈扁平状；口表和腋表的头端水银头（贮汞槽）细而长，腋表水银头稍扁平，肛表的头端水银头（贮汞槽）则粗而短。

2. 电子体温计，是由电子感温器及显示器等部件组成，采用电子感温探头来测量体温，测得的温度可直接由数字显示器显示。为适应不同需

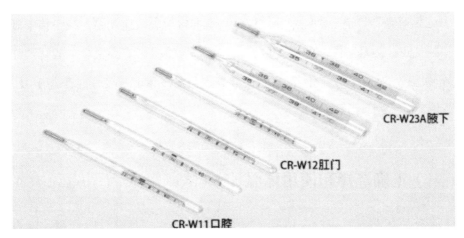

图 5-1 玻璃体温计的种类

要，有笔式（图5-2）和奶嘴式（图5-3）电子体温计等。

图 5-2 笔式电子体温计

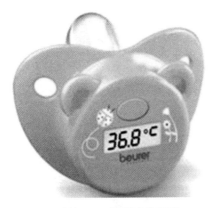

图 5-3 奶嘴式体温计

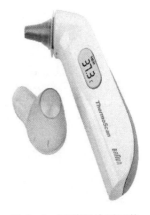

图 5-4 耳道红外测温仪

3.耳温计，是一种红外测温仪，具有非接触、快速测温、减少传染概率的优点。因耳道深部的温度接近人体深部温度且影响因素少，故耳道红外测温仪（图5-4）较体表测温仪准确率更高。目前其使用越来越普及，逐渐替代水银体温计。

（二）正确选择和使用体温计

1.测体温前后应检查体温计有无破损。甩水银体温计时使用腕部力量，不可触及他物，防止撞碎。切忌把体温计放在热水中清洗或放在沸水中煮，以免引起爆破。

2.精神异常、昏迷、婴幼儿、不合作者、口鼻手术或呼吸困难者，不可测口温；进食和面颊部做热、冷敷者，应间隔30 min后测量。

3.腹泻、直肠或肛门手术和心肌梗死患者不可用直肠测温；坐浴和灌肠后，须在30 min后方可测直肠温度。

4.发现体温与病情不符时，应重新测量；必要时，可测肛温明确体温。

5.如果是水银体温计，家人共用的话建议测量腋下温度，使用后用酒精棉球或者棉片消毒后再用清水冲洗干净，拭干备用。若是患传染病者，则应个人专用体温计，用后单独消毒，避免交叉感染。电子体温计和耳温计平时可用75%酒精棉球、纱布轻轻擦拭"机身"，保持清洁。

6.测口温时，如不慎咬碎体温计，应立即取出口腔内的玻璃碎片，防止损伤口腔黏膜，再仔细询问是否误服水银。若误服，在清除碎片后先漱口，尽可能清除口腔内可能残留的水银；立即口服鸡蛋清或者牛奶，使其与水银快速结合，延缓人体对水银的吸收，保护胃肠黏膜少受损；多吃一些富含纤维的食物，如韭菜、青菜、芹菜等，帮助水银与食物同步向前运动，使汞尽快从体内排出；最初 0.5 h，适当保持右侧体位可以让水银尽快从胃内排到十二指肠，减少在胃内停留时间，减少受胃酸作用被吸收的机会；应尽快就医；另外，还可以用导泻的方法，用点泻药或甘露醇，促使水银的排出。

（三）水银温度计不慎摔破怎么处理

1. 打开窗户通风。

2. 戴上手套，用纸片把水银收集起来，要注意检查整个房间。如果房间光线较暗，用手电筒贴近地面照射，看是否有反光小珠。

3. 如汞滴较大，可用锡箔、胶带纸、湿润棉棒收集，将汞滴装在封口瓶中盖紧。

4. 当汞滴散在缝隙中或十分细小时，在上面撒些硫黄粉末（一般药店都可以买到），硫和汞反应能生成不易溶于水的硫化汞，危害会大大降低；而且颜色从黄色变成棕色，这样就可以辨认、收集。注意不要吸入硫黄粉末。

5. 有条件时，可用小电扇对着可能遗留汞滴的地方吹风，促使汞滴尽快挥发。

6. 用 5% — 10% 三氯化铁溶液或 10% 漂白粉溶液冲洗已被汞污染的地面。

7. 若汞滴散落在被褥、衣服上面，应尽快找出汞滴，并按上述方法进行处理，还要将被污染的被褥和衣服在太阳下充分晾晒。

8. 最后把装汞珠的塑料袋、清理材料、手套放进垃圾袋中，询问环保部门如何丢弃。

（四）体温的影响因素

人的正常体温是一个温度范围，而不是一个具体的体温点。由于体核温度不易测量，临床上常以口腔、腋窝、直肠等处测量的温度来代表体温。这三个部位测得的温度略有不同，口腔温度居中，直肠温度较高，腋下温度较低。三个部位的温差一般不超过1℃，其中以直肠温度最接近于人体深部温度。人的正常体温范围见表5-1。

表5-1　健康成人不同部位的平均温度及范围

部位	平均温度	正常范围
口温	37.0℃	36.3℃—37.2℃
肛温	37.5℃	36.5℃—37.7℃
腋温	36.5℃	36.0℃—37.0℃

人的体温在一些因素影响下会出现生理性变化，但这种体温的变化往往是在正常范围内或是暂时的。

1.昼夜差异。人的体温在24h内的变动大约在0.5℃—1℃之间，一般清晨2—6时体温最低，下午2—8时最高。这种昼夜的节律波动，可能与人体活动、代谢的相应周期性变化有关。

2.年龄。新生儿因体温调节中枢尚未发育完全，调节体温的能力较差，体温易受环境湿度影响而变化，因此需要特别的照顾。儿童由于代谢率高，体温可略高于成人。随着年龄的增长，体温有下降的趋势，大约每增长10岁，体温约降低0.05℃，到14—16岁的青春期，体温与成人接近。老人代谢率较低，血液循环慢，加上活动量减少，因此体温偏低。

3.性别。一般女性的皮下脂肪比男性厚，所以女性的体温会稍高于同年龄、体型相似的男性，约高0.3℃。成年女子的基础体温随月经周期而发生变动，即在月经期和月经后的前半期较低，排卵前日最低，排卵日升高0.3℃—0.6℃，排卵后体温升高可能是孕激素作用的结果。绝经期妇女体温会发生一些变化。

4.饮食。饥饿、禁食时，体温会下降；进食后，体温可升高。

5.运动。激烈运动时，骨骼肌紧张并强烈收缩，致产热量增加，体温升高。

6.情绪。情绪激动、精神紧张都可使交感神经兴奋，促使肾上腺素和甲状腺素释放增多，加快代谢速度，增加产热量，从而使体温升高。

此外，药物、环境温度的变化等都会对体温有影响，在测量体温时应加以考虑。

（五）体温升高的识别和照护

1.体温升高。当体温上升超过正常值的0.5℃，或一昼夜体温波动在1℃以上时，称为发热。

2.以口腔温度为准例，发热程度可划分为：（1）低热：37.3℃—38.0℃；（2）中等热：38.1℃—39.0℃；（3）高热：39.1℃—41.0℃；（4）超高热：41.0℃以上。

3.发热时的照护。

（1）观察病情。发热时可每4—8h测量一次体温，在测量体温的同时要观察面色、脉搏、呼吸及出汗等体征，如有异常，及时与家庭医生联系、及时就诊。

（2）促进散热，降低体温。发热时可给予物理降温（病人自觉无怕冷、寒战时），如头部及腹股沟、腋下、腘窝处用冰袋冷敷或用温水擦浴等。药物降温应根据医嘱用药，须注意防止退热时大量出汗发生虚脱，尤其年老体弱者。

（3）维持水、电解质平衡。高热时因呼吸加快，皮肤蒸发水分增多，使体内水分大量流失。应适当多饮水，如果无心脏、肾脏等疾病限制水的摄入者，一天应摄入 2500 — 3000 mL 的水，以促进代谢产物排除，帮助散热。尤其是药物降温后会导致大量出汗，更应及时补充水分和电解质。

（4）补充营养。应给予营养丰富、易消化的流质或半流质饮食，宜少量多餐，并注意食物美味可口。

（5）增进舒适，预防并发症。发热时由于消耗多、进食少、体质较虚弱，故应卧床休息。由于唾液分泌减少，口腔黏膜干燥，加之机体抵抗力下降，易引起口腔炎和黏膜溃疡，应做好口腔清洁，预防口腔内感染。患者退热大量出汗时，应及时擦干汗液，更换衣服及床单，保持皮肤清洁，防止受凉感冒。

（6）加强心理护理。多关爱患者，了解发热者的感受，给予患者心理上的安慰和支持，缓解其焦虑、紧张的情绪。

二 测量血压

（一）血压计种类

血压可用血压计间接测量，它是根据血液通过狭窄的血管管道形成涡流时发出响声的原理设计的。常用血压计分为汞柱式血压计（台式和立式）、表式血压计（弹簧式）和电子血压计三种。（见图5-5）

1. 汞柱式血压计，又称水银血压计，分台式和立式两种，立式血压计高度可调节。汞柱式血压计应定期校验，准确定标，误差不可超过3 mmHg。汞柱式血压计的优点是测得的数值较准确可靠，但它较笨重且玻璃管易破裂。另外，如果测量者听力受损下降、外界噪音干扰等，均会影响听诊读数的准确性。

2. 表式血压计，又称弹簧式血压计、压力表式血压计或无液血压计。其外形似表，呈圆盘状。正面盘上标有刻度及读数，盘中央有一指针，以指示血压数值。其优点是体积小，便于携带；但需要定期和汞柱式血压计校验。

3. 电子血压计，常见的有臂式和腕式电子血压计。袖带内有一换能器，可自动采样，微电脑控制数字运算、自动放气程序。用电子血压计测血压时，无须用听诊器听诊，清晰直观、使用方便，也可排除测量者听觉不灵敏、噪声干扰等造成的误差，但因为对体位、测量侧肢体的位置要求比较高，测量结果欠准确，有时连续测量两次结果相差都会比较大，容易给测量者带来困惑。

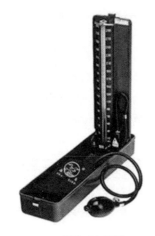

汞柱式血压计

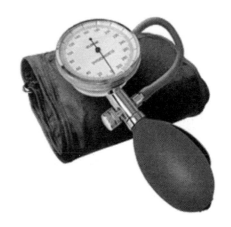

压力表式血压计

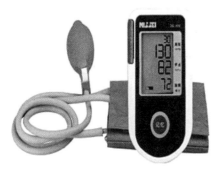

臂式电子血压计

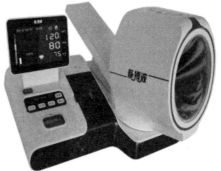

腕式电子血压计

图 5-5　常用血压计的种类

（二）血压的生理性变化

正常人的血压经常在一个较小的范围内波动，保持着相对的恒定。但可能因各种因素的影响而有所改变，并且以收缩压的改变为主。

1. 年龄和性别。血压随年龄的增长而增高，但收缩压的升高比舒张压的升高更为显著。青春期前男女之间血压差异较小，女性在更年期前血压略低于男性，更年期后差别较小（详见表5-2）。

表 5-2　不同年龄阶段的平均血压

年龄	血压（mmHg）	年龄	血压（mmHg）
1个月	84/54	14—17岁	120/70
3岁	90/60	成年人	120/80
6岁	105/6	老年人	140—160/80—90
10—13岁	110/65		

2. 昼夜和睡眠。一般清晨血压最低，白天逐渐升高，通常至傍晚血压最高。过度劳累或睡眠不佳时，血压稍增高。

3. 情绪。紧张、恐惧、兴奋、发怒等情形下，收缩压可升高，舒张压一般无变化。

4. 体形。通常高大、肥胖者血压较高。

5. 体位。一般卧位时收缩压比立位时约低8—13 mmHg，这主要与重力引起的代偿机制有关。长期卧床、贫血或者在使用某些降压药物的患者，若是从卧位改成立位时，可能会出现体位性低血压。

6. 温度。遇冷时血管收缩，血压可上升；遇热则血管扩张，血压下降。所以，血压在冬天高于夏天，洗热水澡易使血压下降。

7. 疼痛。疼痛可使血压上升，但若剧烈疼痛使机体大量出汗，则导致血压下降。

8.部位。身体部位正常情况下，一般右臂比左臂血压（主要是收缩压）高10—20mmHg，不超过20mmHg；下肢血压比上肢血压高20—40mmHg，而左、右下肢的血压基本相同。此外，剧烈运动、吸烟可使血压升高。饮酒、摄盐过多、药物对血压也有影响。

（三）异常血压的评估和照护

1.高血压。1999年2月，世界卫生组织（WHO）和国际高血压联盟（ISH）在其制定的高血压治疗指南中，将高血压定义为"未服用抗高血压药的情况下，成人收缩压≥140mmHg和（或）舒张压≥90mmHg"。2004年，中国高血压防治指南修订委员会在参考国内外最新研究报告和指南的基础上，进行了血压水平分类（详见表5–3），该分类适用于18岁以上人群。2010年《中国高血压防治指南》仍使用该分类方法。

表5–3　中国高血压分类方法

分级	收缩压（mmHg）		舒张压（mmHg）
正常血压	<120	和	<80
正常高值	120—139	和（或）	80—89
高血压	≥140	和（或）	≥90
1级高血压（轻度）	140—159	和（或）	90—99
2级高血压（中度）	160—179	和（或）	100—109
3级高血压（重度）	≥180	和（或）	≥110
单纯收缩期高血压	≥140	和	<90

注：若患者收缩压与舒张压属于不同级别时，则以较高的分级为准。

2. 低血压。低血压是指收缩压＜90 mmHg 或舒张压＜60 mmHg，同时出现明显的血容量不足的表现，如脉搏细速、心悸、头晕等。低血压也可有体质的原因，患者自诉一贯血压偏低，一般无症状。持续的低血压状态应及时就诊，查明原因进行治疗。

3. 血压异常的照护。

（1）测得的血压值除了和正常血压值比较外，还要与本人平时的基础血压值进行对照，从而做出一个客观的判断。如果血压波动太大或者血压异常，应及时就医，并注意卧床休息，减少活动，起、卧、站立等体位变化动作要缓慢，并保证充足的睡眠时间。

（2）根据血压的高低，听从医护人员的建议，适当调整饮食中食盐、脂肪（如食用油、奶油等）、胆固醇（如蛋黄、动物内脏等）的摄入量，避免辛辣等刺激性食物，保持排便通畅。

（3）保持情绪稳定，生活作息规律，戒烟、戒酒。

（4）按医嘱服用药物，注意观察药物的不良反应，并定时监测血压的变化。

日常自己测量的血压结果，应结合自身的身体状况、自我感觉等综合考虑，多和医护人员反馈沟通交流，听从医护人员的嘱咐，不可擅自更改治疗方案。

（四）正确使用血压计和测量血压

1. 测血压时，环境要安静、安全，光线充足，被测者体位舒适、情绪稳定，测量前30 min 无吸烟、运动、进食等活动。

2. 汞柱式水银血压计使用前检查汞柱有无破裂或是否保持在"0"点

处；橡胶管和加压气球有无老化、漏气，听诊器是否完好等。

3.被测者取舒适的坐位或仰卧位，一般选择右上臂。如果有静脉输液留置针等管道留置者、偏瘫、肢体外伤等，应选择健侧肢体测量。测量肢体放置合适，肘臂伸直并稍外展，掌心向上；坐位时，被测手臂位置与第四肋持平；卧位时，被测手臂位置平腋中线，以使被测肢体（肱动脉）与心脏处于同一水平。

4.将袖带平整地缠绑于上臂中部，松紧以能放入一指为宜，袖带下缘距肘2—3cm。

5.听诊器胸件置于肱动脉搏动最强处，用一只手稍加固定，另一只手握输气球，关闭气门，平稳充气至肱动脉搏动音消失，再升高20—30mmHg，打气不可过猛、过高。再以每秒4mmHg左右的速度放气，使汞柱缓慢下降，同时双眼平视汞柱所指刻度并注意肱动脉搏动音的变化。

6.在听诊器听到第一声搏动音时，汞柱所指刻度为收缩压读数；当搏动音突然变弱或消失时，表柱所指刻度为舒张压读数。

7.排尽袖带内空气，关闭气门，整理袖带，放入盒内；输气球放于盒内固定处，以右下角为妥，避免顶住玻璃管造成压碎。将血压计盖右倾45°，使水银全部回流到水银槽内，关闭开关，关上盒盖，平稳放置。

8.如水银柱里出现气泡，应调节或检修，不可带气泡测量。如发现血压计水银有漏出，不可直接用手清理或者直接倒入垃圾桶等，要正确处理，处理方法参照水银体温计破碎后的处理措施。

9.需要密切观察血压者应做到四定：定时间、定部位、定体位、定血压计。

10.发现血压听不清或有异常时应重测，注意使水银柱降至"0"点，休息片刻后再测，必要时双侧对照。

11. 防止产生误差。（1）设备方面：袖带过窄，可使测得的血压值偏高；袖带过宽、橡胶管过长、水银量不足等可使测得的血压值偏低。（2）患者方面：手臂位置低于心脏，吸烟、进食、运动、膀胱充盈等，可使测得的血压值偏高；手臂位置高于心脏，可使测得的血压值偏低。（3）操作过程：袖带缠得过松，测量者的眼睛视线低于水银柱弯月面，可使测得的血压值偏高；反之，测得的血压值偏低。放气速度太慢，可使测得的舒张压偏高；放气速度太快，听不清声音的变化。

 三 快速血糖仪的正确使用

快速血糖仪因轻巧快捷、操作简单、需血量少等优点，使用越来越广泛。很多糖尿病患者自备血糖仪，居家自我检测血糖。

（一）血糖仪的选择

1. 品牌。目前市场上血糖仪的品种比较多，不同品牌质量参差不齐。网上、实体店各种优惠促销活动五花八门，容易干扰购买者的思路而忘记购买血糖仪的初心，有时会因为过分注重血糖试纸的量而忽视了血糖仪本身质量，变成为了买试纸而买了不是自己原来想的品牌的血糖仪；再加上血糖试纸有保质期，一次购买太多容易过期，结果反而造成浪费。因此在选购血糖仪时，可以咨询医护人员的建议，应考虑质量、操作简便性等综合因素。一般建议购买知名品牌血糖仪，并且求助于医护人员或者销售人员进行现场示教和指导，要熟知操作规范和要求。

2. 类型。电源开关：有些血糖仪是直接按电源开关的，有些是直接插试纸就可以自动开机的。测量结束后需要关闭血糖仪电源，目前大多数血糖仪在拔出试纸后会自动关机，因此在购买时要问清楚。

试纸条编码的调节有三种类型：（1）免调码。这种属于仪器自动识别型，无须人为操作。（2）手动输入试纸校正码。（3）用密码芯片插入血糖仪，仪器会自动对编码进行识别。因此在购买时要问清楚编码调节的类型和方法，综合考虑个人情况，选择适合自己的血糖仪类型。

值得注意的是，快速血糖仪易受环境温度、采血部位、采血量、试纸质量、条码是否匹配等诸多因素的影响，从而造成血糖结果的偏差。另外，当血糖值超过一定范围时，快速血糖仪会出现结果不准确的情况，所以当遇到血糖过高或过低时，要去医院通过抽静脉血做全自动生化分析测定血糖，加以比较。

（二）血糖仪使用的日常保养维护

1. 保持清洁。血糖仪在使用过程中，常会受到灰尘、杂物等污染，或者检测时不小心被血液污染，都会影响检测结果。因此，血糖仪每次使用后应放入保存袋中，并定期清洁。对测试区的清洁需要小心，擦拭时不要使用酒精或其他有机溶剂，以免损坏仪器，可使用稍稍浸湿的棉签或软布擦拭。此外，最好每天对机身外部进行消毒，可使用浸有消毒剂的棉签或软布。

2.正确存放。血糖仪一般可存放在温度1℃—40℃且湿度不大于80％的环境中，不同血糖仪的保存条件略有不同，需要仔细查阅说明书。此外，血糖仪应避免长时间存放在电磁场（如移动电话、微波炉等附近）中，同时避免碰撞、剧烈震荡等。

3.定期校准。每次更换新的一盒试纸时需要进行调码（免调码血糖仪除外），还要定期对血糖仪进行校准。血糖仪一般在检测2000次以后准确性会明显下降，此时应进行校准。出现以下情况时应立即进行校准：怀疑仪器出现问题、检测结果与自身感觉不一致（如自我感觉发生了低血糖，但检测结果却偏高）、血糖仪被摔后。

4.及时更换电池。血糖仪说明书上会标明，当屏幕出现什么符号时提示电量不足。为了避免造成仪器损害和影响检测结果，应在提示后尽快更换新电池。

5.正确保存试纸。试纸应使用原装瓶子储存，并存放在干燥、阴凉、避光的环境中，取试纸时手指避免接触测试区，每次取出试纸后应立即盖好瓶盖。瓶装试纸开封后应在一个月内用完。

（三）在家测血糖时如何消毒皮肤

皮肤消毒总的来说比较简单，但有几个地方需要注意。

1.用物。用75％的酒精（乙醇）棉球、棉签或一次性酒精（乙醇）棉片，建议使用独立包装的酒精棉片，不建议用碘附、安尔碘、碘酒等消毒，因为会干扰测量结果。

2.方法。先用流动的水洗净双手并擦干（最好用温水）。再用酒精棉球（棉签、棉片）在采血针准备进针的点开始由内向外擦拭手指皮肤，注意不可以像拖地板似的来回重复擦拭某一处皮肤。最后待酒精彻底干后开始采血。因为酒精未干时采血，就有可能混入血滴，使测出的结果偏低；而且，酒精也能与试纸条上的物质发生化学反应而导致血糖值不准确；再有，手指刺破后未挥发完的酒精易进入针眼处，会加重疼痛感。

（四）测血糖时如何正确采血

1. 采血时间。空腹血糖是指在隔夜空腹（至少不进食物8—10h，可以饮水）早餐前采血；餐后2h血糖是指进餐后2h（吃第一口饭时算起的2h），检测时间应该在这个时间点上的前后15min；随机血糖就是没有确定时间所测的血糖。

2. 采血部位。取血部位一般为中指、环指（无名指）指尖外侧及指腹部；无名指两侧血管丰富，而神经末梢分布较少。在这个部位采血，不仅不痛，而且血量充足。采血时手心向下，采血手指在下，其余手指上翘，点刺处应处于手指最低点。采血部位轮流采血，不要长期扎同一个地方，以免形成瘢痕。

3. 采血方法。采血笔或针贴紧皮肤，快速按压，使针刺破皮肤。然后从掌根 → 掌心 → 手指的顺序由上而下轻推的方法，使血滴从针眼出来，持血糖仪将试纸条测试区靠近血滴处吸取血液，听到机器"滴"声即可移开血糖仪，等待测试结果。

四 正确使用和保存胰岛素、胰岛素笔

胰岛素是一种小分子蛋白质，其生物活性易受温度及光照等环境因素的影响，而居家使用者从医院购买后带回家过程中或在使用过程中因工作、学习及外出应酬等原因，常需要在室外携带胰岛素；家里也需要存放一定量的胰岛素备用，因此在胰岛素的携带、存放过程中需要注意以下一些事项。

（一）胰岛素及胰岛素笔的保存和使用

1. 胰岛素应避免高温和阳光直晒。未拆封的胰岛素应在 2℃—8℃ 的冰箱冷藏室中保存，超出此范围会致胰岛素失去或降低生物活性，并在保质期之前使用。已开启使用的胰岛素，拆封后保质期为 1 个月，安装了胰岛素笔芯的注射用笔在常温下保存即可（＜28℃）。注意从冰箱中取出的胰岛素注射前应先放置 0.5h 左右，将胰岛素温度升至室温后再使用；不要将胰岛素放在冰箱的冷冻室，已冰冻过的胰岛素不能再使用。

2. 低血糖的自我鉴别和防治。低血糖的症状包括出虚汗、乏力、饥饿感、头晕、心慌、心跳加快、双手颤抖、手足和嘴唇麻木或刺痛、视觉模糊、情绪不稳、面色苍白、肢冷、昏睡、神志不清甚至昏迷。平时要注意注射胰岛素要定时按量注射，准时就餐。若不能按时进餐，应在进餐时间吃点水果、果汁或饼干等，运动时不可空腹，如果运动前血糖小于

5.6mmo1/L要吃点心；运动量恒定。胰岛素用量不可随意擅自调节，要根据自身血糖变化和医护人员沟通后，根据医嘱执行用量。平时随身携带糖果、糖块，如果出现上述低血糖症状，应立即就地休息并及时口服糖块。

（二）室外正确携带胰岛素

1.接受胰岛素治疗的患者及家属（需家属协助购买者），思想上要重视，了解胰岛素的生物特性、保存要求、方法及意义，并能保证执行。

2.根据医保政策及用药量，合理安排时间购买胰岛素，配备相应药量家里备用。尽量避开高温季节、高温时段，可以在早晚去医院购药。

3.正确使用胰岛素专用安全包。药房取药后立即放入避光防晒、阴凉的安全袋或盒内，气温过高时可在边上放置包装完好的冰饮料或袋装冰块等制造冷藏环境，途中避免阳光照射和颠簸（如将胰岛素直接放在自行车或电动自行车车篮）。到家后及时放进冰箱冷藏室保存：可在冰箱固定位置放一个透明或者贴有醒目标志的塑料盒存放胰岛素，保持清洁，避免与食物混放，也尽量不要放在冰箱侧门，以免频繁开关门造成胰岛素震荡。使用过程中需外带的，则放入安全包或有色盒子里，随人携带，但不可放入贴身衣袋，更不可长时间停放在高温或者太阳底下的汽车内。

4.在摇匀预混或中长效胰岛素时，手握胰岛素笔用前臂上下90度运动或者手部左右180度轻稳摇动，动作要轻柔，避免剧烈震荡，防止胰岛素的二硫键受到破坏而失去药效。

五 家庭紫外线灯的正确使用

　　紫外线的杀菌机制是通过照射，使微生物的细胞不能繁殖而死亡，但是它辐射能力低、穿透力弱，所以其主要用于空气和物体表面的消毒，可采用悬吊式或移动式紫外线灯、紫外线消毒器。有些居家行腹膜透析、造口或者创口换药等，会采用紫外线灯管进行"诊疗室"的空气和室内物品的消毒。但是否使用得当呢？据平常我们医护人员的实地调研观察，发现存在诸多问题：如悬挂高度不对、消毒时间随意、不计累计时间、灯管从未清洁等现象。所以很有必要对家庭正确使用紫外线灯消毒常规知识进行指导。

（一）空气消毒

　　1.紫外线消毒器作为首选，因为这种消毒器可以在室内有人活动时使用，开机30 min即可达到消毒效果。

　　2.紫外线灯消毒期间人员不可在室内，同时要根据房间面积选择灯管的瓦数（要求 ≥ 1.5 W/m²），悬挂的高度（照射有效距离）不超过2 m，需要照射30—60 min。

（二）物品消毒

紫外线消毒器和紫外线灯都可以，但要注意需将消毒的物品摊开或者挂起，照射有效距离不超过25—60 cm，并定时翻动物品，使各个面都能照射到，需要照射20—30 min。

（三）使用注意事项

虽然家用紫外线灯的使用比较简单，但也有一些注意事项要牢记。

1.保持灯管清洁。一般每两星期用无水酒精（即95%的酒精）纱布或棉球轻轻擦拭灯管表面，以除去灰尘和污垢；如果灯管表面有可见的灰尘、油垢等应及时擦拭干净，以免影响消毒效果。

2.消毒环境合适。消毒室内空气时，房间内应保持清洁干燥，关闭门窗，停止人员出入走动。紫外线消毒的适宜温度范围是20℃—40℃，相对湿度为40%—60%，超过此范围均会影响消毒效果。温度低于20℃或高于40℃、相对湿度大于60%时，应适当延长照射时间。

3.有效防护。紫外线对人体的皮肤和眼睛的影响最明显，不得使紫外线光源照射到人。必要时戴防护眼镜或穿防护衣，或者用纱布遮盖眼睛，用被单盖住裸露的肢体等。等照射结束关机后方可进入房内，并开窗通风5 min左右。

4.正确计算时间。用紫外线消毒时，且应达到足够的照射剂量。紫外线的消毒时间须从灯亮5—7 min后开始计时，灯管的使用过程要做好累计时间登记，若使用总时间超过1000 h要更换灯管。

5.定期检测消毒效果。有条件者，可以采用紫外线消毒计量指示卡或者紫外线测强仪来检测消毒效果，这需要由专业机构的专业人员操作或指导。

六 居家氧气吸入治疗

采用家庭氧疗的基本为慢性阻塞性肺部疾病（COPD）的患者，稳定期常规药物治疗后病情未见明显改善者，可采用家庭氧疗法进行治疗。长期的家庭氧疗能够有效改善 COPD 患者气喘、呼吸困难的症状，提高运动耐力，增加舒适度和生活质量，有效改善预后，延长生存期。

（一）供氧装置

氧气筒、家用制氧机、氧气袋。氧气袋因容积限制，只能作为临时短时间使用；家用制氧机氧气的浓度不是很准确、稳定。所以对于需要长期居家氧疗者，建议选用医用氧气筒供氧。

（二）安全用氧

1. 注意用氧安全，做到"四防"：防震、防油、防火、防热。氧气筒要放置稳妥，在搬运时避免倾倒撞击，防止爆炸。氧气筒应放在阴凉处，在筒的周围严禁烟火和严禁放置易燃品，至少距明火5m，暖气1m。使用过程中，房间内不可使用明火、热源，禁止抽烟等；氧气表及螺旋口上勿涂油，不可用带油的手拧螺旋，避免引火燃烧。

2.吸氧过程中保持鼻导管通畅，防治管路折叠扭曲，固定妥善、松紧合适。如是单头鼻导管，可以两侧鼻孔交替放入。

3.吸氧过程中，观察患者缺氧状况有无改善，氧气装置是否通畅，有无漏气。

4.吸氧时，先调节好流量再将鼻导管连接患者，停氧时先取下鼻导管再关闭开关。中途需要调节氧流量时，则应先分离鼻导管接头，调节好流量后再连接，以免一旦开关出错，大量气体冲入呼吸道而损伤肺组织。

5.氧气筒不能用空，氧气压力指针降至5kg/cm²（0.5MPa）时不可再用，以免灰尘入内，再次充气时引起爆炸。

6.预防发生氧疗副作用——呼吸抑制。氧疗的作用，只对一些由缺氧产生的疾病有着辅助治疗效果。因此家庭用氧应根据医护人员的建议而采用。COPD患者一般采用低流量（1—2L/min）、低浓度持续吸氧，即浓度控制在30%左右。氧浓度的计算方法是：氧流量% × 4+21%（空气中氧气的浓度），如吸氧流量为2L/min，则氧浓度为2% × 4+21% = 29%。要间断式吸氧，每次吸氧控制在2h，中间可休息5—10min后再使用。

7.氧气属于干燥性气体，吸氧会使呼吸道干燥，引起不适或者痰液黏稠发干，不易咳出。所以要注意吸入氧气的湿化，湿化液最好是蒸馏水，或者用冷开水，注意每天更换。如果病情许可，可以适当多喝水。

七 正确使用各种医护用品

（一）种类

居家诊疗的医疗用品包括酒精、安尔碘、碘附、棉球、棉签、医用纱布、绷带、敷贴、腹膜透析液、造口袋、引流袋、针头、含氯消毒片（消毒液）等，基本为经过环氧乙烷灭菌、一次性使用，有效期1.5—3年不等。

（二）正确保存和使用

1.一次性无菌用物不可与其他家用物品混放，要用专门的柜子或者抽屉，液体、敷料等分类存放，不可直接置于地面。环境要通风、干燥、避免阳光直接照射。按照有效期先后有序地摆放、取用。

2.定期检查，确保在有效期内使用。如果发现过期、外包装破损、漏气、潮湿、污染等情况，则不能再使用。

3.液体类要加盖密闭、阴凉处保存。平时使用不可将棉球、纱布或者棉签等直接伸进瓶内浸湿，而是应该倾倒所需液量到相应的无菌或清洁容器（如小药杯）中，并及时加盖旋紧。干的纱布、棉签或棉球在倒出的小杯中浸湿使用，一经倒出的消毒液即使未用完也不能再倒回原瓶，应予以丢弃。建议尽量购买小包装的消毒液，以免保存不当造成污染、浪费。

4.一次性敷料类打开包装后尽量一次性用完，未用完的只能作为清洁外用物品使用，不可以再用于接触皮肤黏膜有破损的伤口或者侵入性诊疗操作中。

八 各种置管治疗的安全管理

（一）种类

常见的居家置管有留置鼻饲胃管、留置导尿管、腹膜透析管、血液透析动－静脉内瘘管、PICC 置管、人工肛门造口等。

（二）管路造口的保护和使用

1. 所有置入体内的管道均需要妥善固定，防止牵扯、移动，要保护好局部创口，保持局部清洁干燥，避免摩擦、牵拉、受压、负重。如血液透析动－静脉内瘘管、PICC 置管侧的肢体不可拉公交车上的吊环、用力扶手、持续下垂、提重物、测量血压等，衣服袖子适当宽松，便于穿脱。

2. 腹膜透析管、人工肛门造口的日常换药等操作，必须经过专科护士的培训指导、考核合格、取得专科医护人员许可的患者本人或者家属后方可进行操作；PICC 管、血液透析动－静脉内瘘管等换药，一般需要到医疗机构由专科人员操作完成，不可擅自操作，以免引起感染等意外伤害。

并且居家换药等操作时间对环境有一定要求：相对独立、专用的房间，配备必要的空气消毒仪器，操作用桌椅、挂架等；光线充足、通风良好、无杂物堆放，便于清洁、消毒。

3.留置鼻饲胃管、导尿管者在接受医护人员的指导培训后，可居家自行操作日常的罐食、引流、清洁护理等。

（1）鼻饲灌食：每次鼻饲前均需回抽胃液、证实胃管在胃内方可注入；药片需研碎溶解后注入；果汁和牛奶不要同时灌注；每次鼻饲量不超过250 mL，间隔时间不少于2 h，温度控制在38 ℃ — 40 ℃；鼻饲过程中应做到"三避免"：避免灌入空气，引起腹胀；避免灌入速度过快，防止不适；避免鼻饲液温度过热或过冷，防止造成胃黏膜损伤或腹痛、腹泻；如发现有反流、主诉腹胀，或者回抽时发现有较多的残留（胃内残留大于150 mL）等胃排空不良者，应暂停或减少灌食量、次数；每次灌食后均要用温开水冲洗干净胃管，以免食物、药物残留在胃管内引起腐败、堵管等；灌食器、餐具晾干消毒备用；灌食后应尽量维持坐位或半坐卧位20 — 30 min 后再躺卧；长期鼻饲者，应每日做口腔清洁护理；胃管更换时机应与医护人员沟通后决定，一般硅胶胃管如果保持通畅可以留置4周左右，夏尔凯胃管可以留置6周左右。如果在留置鼻饲管鼻饲期间患者出现咳嗽、发热，甚至有呛咳、呼吸困难等，应暂停灌食并及时与医护人员联系，要排除胃管误入气管的可能。

（2）留置导尿管：保持引流通畅，尿袋中尿满3/4时应及时排放，并记录尿量；平时活动、翻身、搬运时，要注意不可将引流袋提高超过尿道口，如果在搬运、更换裤子、更换床单等出现可能会提高引流袋等情况，可以暂时夹闭引流管，等安置妥当后重新妥善固定好再打开引流夹，以防尿液逆流；留置尿管期间每日2次清洁外阴部，以保持尿道口清洁；更换引流袋要求做到无菌操作，所以操作者应经过医护人员的培训、考核合格方可执行；病情许可时应多饮水，每日饮水 1500 — 2000 mL。

（3）人工肛门造口：粘贴造口袋水胶体盘时，首先保证造口周围的皮肤清洁干爽，最好采用立位或卧位使造口周围皮肤保持平整。平整粘贴后最好均匀按压数分钟以加强黏附力；如造口周围体毛过多、应先将体毛剃除，否则会影响粘贴效果或易导致毛囊炎的发生；造口周围皮肤不能使用消毒液、肥皂或油性清洁剂，只用温水由造口内圈向外彻底擦洗干净即可；口袋使用中经常充气鼓起，说明肠内气体过多或排气不畅，可在造口袋内侧上方用针孔扎几个小孔，补贴活性炭过滤片即可；造口袋用完后应用清洁袋包好放置于专用垃圾桶黄色医疗垃圾袋内，统一回收，不能冲入厕所以免造成下水道堵塞。

九　各种辅助器具的安全使用

（一）助行器、拐杖

使用助行器、拐杖时不可穿着拖鞋、高跟鞋或丝袜，应穿着平稳的鞋子以防跌倒，并小心行走；行走时要注意周围环境安全，地板以干燥平稳为佳，避免行走于崎岖湿滑的路面；确定拐杖适合的高度，行走时要以手臂的力量支撑身腰，不要太高，太高会导致上臂神经麻木，也不宜太低，太低会引起背部疼痛。

（二）轮椅

1.欲坐到轮椅上或者从轮椅上移开，均需将轮椅停好，拉起制动闸，翻起脚踏板（图5-6）。

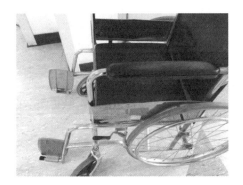

图 5-6 拉起制动闸，翻起脚踏板

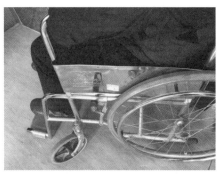

图 5-7 放平脚踏板，松开制动闸

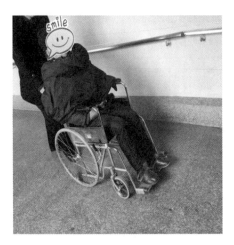

图 5-8 推轮椅上坡

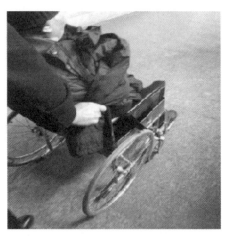

图 5-9 推轮椅下坡

2.坐在轮椅上时，放平脚踏板让坐者双脚放在上面，放松制动闸后移动（图5-7）。如停下来不需移动时，应拉起制动闸。

3.遇到上坡的路面让老人尽量往椅背靠，缓慢稳重地推动轮椅（图5-8）。

4.前行遇到下坡时，照护者应和轮椅一起转身，照护者适当控制轮椅的重量，后退式缓慢下坡（图5-9）。

（三）约束带

当患者处于意识不清、躁动等情况下，手脚的行动可能会造成意外危险时，可以适当予以约束，但使用时要注意以下几点。

1.宽绷带约束：先用棉垫包裹手腕或踝部；再用宽绷带打成双套结（图5-10），套在棉垫外稍拉紧，使不脱出（以不影响肢体血循环为度）；然后将带子固定于床缘上。

2.使用原则：（1）严格掌握使用约束带的适应证，维护患者自尊。如本人有知觉，用前要告知本人，知情同意后使用。（2）约束带只能短期使用，使用时肢体需处于功能位置（即平时正常时感觉舒服的位置，一般是略屈曲内收的位置），保证安全、舒适。（3）约束带下面要放松软的衬垫，固定松紧度适宜，定期放松，每2h放松一次。（4）记录使用约束带的原因、时间、部位、每次观察结果、相应的护理措施及解除约束的时间。（5）密切观察被约束肢体远端皮肤的颜色与温度，必要时做局部按摩，以促进血液循环，防止并发症的发生。

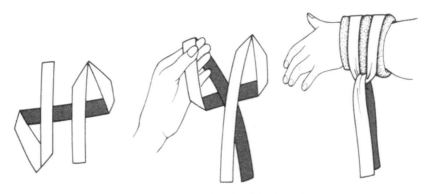

图 5-10 约束带加棉垫做腕部固定

✚ 长期卧床者压疮的预防

压疮是指身体局部组织长时间受压，血液循环障碍，不能适当供给皮肤和皮下组织所需营养，以致局部组织失去正常功能而导致的溃烂和组织坏死。

（一）压疮发生的原因

1.局部组织持续受压：由于长时间不改变体位，导致身体的某局部组织受压过久、血液循环障碍，引起局部组织缺血缺氧而发生压疮。常见于长期卧床、昏迷、瘫痪、石膏夹板过紧等患者。

2.潮湿刺激：局部皮肤经常受汗液、尿液、各种渗出液等潮湿的刺激，导致局部皮肤抵抗力下降，容易继发感染而发生压疮。

3.全身营养不良或水肿：当个体营养摄入不足，出现蛋白质合成减少，肌肉萎缩，受压后骨隆突处极易发生压疮。

（二）压疮好发部位：与个体的卧位相关（图5-11）

1.仰卧位：压疮的好发部位包括枕骨隆突部、肩胛部、手肘部、骶尾部、足跟。

2.侧卧位：压疮易发生于耳郭、肩峰端、髋部、足内外踝等。

3.坐位：压疮的好发部位包括肩胛骨处、肘部、坐骨结节等处。

4.俯卧位：压疮易发生于颌下、胸前、膝盖等处。

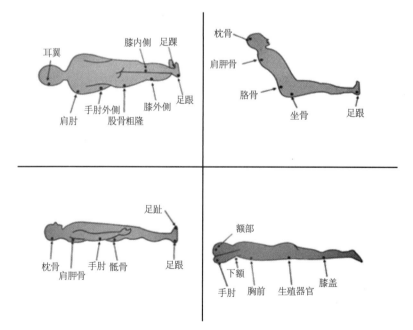

图5-11 压疮好发部位

（三）压疮的预防措施

1. 避免身体局部长时间受压：鼓励和协助卧床者经常更换体位。对活动受限或长期卧床者可以使用气垫床。加大翻身频率，一般2h翻身一次，翻身时避免拖、拉、推、拽等动作，以防皮肤擦伤。身体空隙处垫软枕、海绵垫以减少身体受力部位。局部骨突处皮肤使用透明贴或者泡沫贴减压保护皮肤。长期坐轮椅的老人，可在轮椅座位上垫放海绵垫，并且每15min抬起身体，变换身体重心。

2. 保护皮肤清洁完整：长期卧床的患者要保持皮肤清洁，对大小便失禁、出汗及分泌物多者要及时用温水清洗干净，不要用力揉搓皮肤，避免使用破损的便盆，以免损伤皮肤。床单要保持清洁干燥、平整无碎屑，勤换内衣和被褥。

3. 促进局部血液循环：对易发生压疮的患者，要经常检查局部容易受压部位的皮肤情况，用温水洗澡、擦背，用温热毛巾进行局部按摩，以促进血液循环。如发现局部皮肤有红晕不退或水疱，要联系医护人员，及时处理。

4. 加强营养：每日进食新鲜有营养的、富含高蛋白的食物，增加机体以及皮肤的抵抗力。

（四）协助卧床患者翻身，预防压疮

以平卧位到侧卧位翻身为例。

1. 放平床头，松开患者盖被。

2. 照护人员将双手伸进棉被中，将患者近侧手臂放于近侧枕边，远侧手臂放于胸前，将远侧下肢膝关节弯曲并向近侧下肢靠拢。照护人员左手放在患者远侧的肩部，右手放在患者远侧的髋部，同时用力向近侧翻转，使患者呈侧卧位。

3．双手环抱患者臀部移至床中间位置。

4．在患者胸前放置软枕，上侧手臂自然搭在软枕上，上侧下肢小腿中部垫软枕。膝关节呈功能位摆放，保持患者的体位舒适。

 十一 协助生活不便或者不能自理者进食技术

（一）协助进食

1．根据患者自理程度及病情采取合适体位，将餐巾或大手帕、纸巾等垫在颌下及胸前部位，必要时协助戴上义齿。

2．将食物摆放在餐桌上并适当介绍食物，鼓励有一定自理能力者自行进餐。

3．不能自行进餐需要协助喂食者，要先用自己的手触及碗壁感受食物温热程度，确认温度适宜再喂食。喂食时要保证被照顾者的姿势是头稍向前低下，不要后仰，以免造成吞咽困难和误吸。以汤匙喂食时，每次喂食量以食物占汤匙的1/3为宜，注意等完全咽下后再喂食下一口。

4．对双目失明或双眼被遮盖的患者，应告知食物名称。如患者自行进餐，可按图5-12放置食物，并告诉他（她）方位及食物种类，以方便患者按顺序取食：一般6点钟位置放饭，12点钟位置放汤，3点钟和9点钟位置放菜。

5. 进餐完毕后，协助患者漱口或口腔护理。保持进餐体位30 min后再卧床休息。使用流动水清洁餐具并归位放置备用，必要时进行消毒。

6. 注意事项。（1）咀嚼或吞咽困难者，可先将食物调制成糊状，再协助进食。（2）若进食过程中出现恶心，可指导其做深呼吸，并暂停进食。若发生呕吐，应及时提供容纳呕吐物的容器，并将患者头偏向一侧，防止呕吐物进入气道引起窒息、肺炎等并发症，并尽快移除呕吐物。（3）进食中如发生呛咳、噎食等情况，应立即急救处理并通知医护人员。

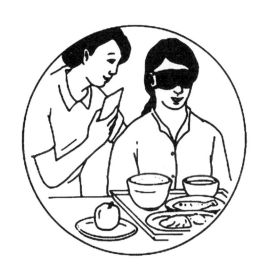

图5-12 食物摆放位置

（二）协助饮水

1. 用牢固、无破损的杯子盛温开水，不超过杯子容量的2/3为宜，温度以前臂内侧触及杯壁时不烫为宜，按需准备吸管、汤匙及小毛巾等。

2. 能够自己饮水者，鼓励其手持水杯或借助吸管饮水。饮水时身体坐直或稍前倾，以小口饮入，速度不宜过快，以防呛咳。若出现呛咳，应稍休息再饮用。

3.协助不能自理者饮水，可借助吸管饮水，必须注意水温，防止烫伤；使用汤匙喂水时，水量以汤匙的1/2—2/3为宜，待完全咽下后再喂下一口。做到每日分次、定时喂水。

第 六 章

居家医疗垃圾的处理

2011年国务院发布《关于进一步加强城市生活垃圾处理工作意见》，规定了城市生活垃圾处理的指导思想、基本原则和发展目标。要求到2030年，全国城市生活垃圾基本实现无害化处理，全面实行垃圾分类收集、处置。全国各个地方城市也相继出台政策和措施，推进城市生活垃圾规范分类、收集和无害化处理。提到"医疗垃圾"，大家可能都会认为这是在医院里才有的，其实不然。慢性病患者进行居家治疗、自我保健管理等，由此产生的特殊垃圾——医疗废弃物：注射针头、采血针头、带有体液血液的敷料、引流液（袋）、试纸、残余化学消毒剂、药品等，居家诊疗者如何收集、存放和处置这些医疗废弃物，是目前管理的盲点，存在一定的安全隐患。

一 认识医疗垃圾

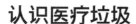

医疗垃圾是指医疗卫生机构在医疗、预防、保健，以及其他相关活动中产生的具有直接或者间接感染性、毒性以及其他危害性的废物。在国外医疗废弃物被视为"顶级危险"和"致命杀手"。根据《医疗废物分类目录》，医疗废物可分为五大类：感染性废物、损伤性废物、病理性废物、化学性废物、药物性废物。

（一）感染性废物

感染性废物是指携带病原微生物，具有引发感染性疾病传播危险的医疗废物，包括污染的棉球、棉签、纱布及其他各种敷料，其他被病人血液、体液及排泄物污染的物品。被医疗机构确诊的需要隔离的传染病患者或疑似传染病患者所产生的生活垃圾，正确处置方法是：

1. 用黄色带盖医疗垃圾桶套上专用黄色医疗垃圾袋，收集感染性废物或特殊生活垃圾。垃圾袋封口并贴上专用标志。

2. 微生物实验室的病原体培养基、标本和菌种、毒种保存液等，在产生地点用压力蒸汽灭菌后，再按照感染性废物收集。

3. 被隔离的传染病患者或疑似传染病患者产生的废物（含生活废物），应用双层黄色医疗垃圾袋密闭包装。

（二）损伤性废物

损伤性废物是指能够刺伤或割伤人体的废弃的医疗锋利器具，包括医用针头、缝合针，各类医用锐器，如解剖刀、手术刀、备皮刀、手术锯等，载玻片、玻璃试管、玻璃安瓿等。此类垃圾的正确处置方法是：直接放入医疗废物专用的锐器盒密闭包装（锐器盒密闭后不允许再打开），贴上标签，放入有明显标志的医用垃圾袋。

（三）病理性废物

病理性废物是指诊疗过程中产生的人体废物和医学实验动物尸体等，

包括手术及其他诊疗过程中产生的废弃的人体组织、器官等，医学实验动物的组织，病理切片后废弃的人体组织、病理蜡块等。此类垃圾的正确处置方法是：对一些高危险类的医疗废物，比如病原体的培养基和标本等，应在其产生地点先进行化学消毒或压力蒸汽灭菌等，再按照感染性废物做焚烧处理。

（四）化学性废物

化学性废物是指具有毒性、腐蚀性、易燃易爆性的废弃的化学物品，包括化学试剂、化学消毒剂、汞血压计、汞温度计等。此类垃圾的正确处置方法是：废弃的化学试剂一般用专用储存桶储存到一定量后，由专门指定机构来接收和处置废化学试剂和废消毒等批量试剂。

（五）药物性废物

药物性废物是指过期、淘汰、变质或被污染的废弃药品。正确的处置方法是：批量的过期、淘汰、变质或者被污染的废弃药品，由医院药剂科统一处理。

除了以上五类以外，还有一种"非医疗废物"也需要特别注意，那就是医用非医疗废物。医用非医疗废物对人和环境无危害或危害程度很低，没有被患者血液、体液分泌物和排泄物污染，可以进行规范的回收再利用。如未被污染的引流袋、针头、注射器、敷料等的外包装袋和药盒，这些应归于可回收垃圾进行回收再利用。

医疗废物的正确投放关系到每个人的切身利益。医疗垃圾若与生活垃垃混放并随意丢弃，将造成环境污染和疾病传播。举几个简单的例子：如果一个患者测末梢血糖后或者抽完血后，把用过的棉花球扔到地上或者生活垃圾桶内，而棉花球又恰好被小朋友捡到，并且又刚好这个患者的棉花球上沾有的血液具有潜在的感染性，那么这个小朋友就有被感染的可能性。再比如，患者测血糖用后的针头、注射后的胰岛素针头扔到了生活垃圾桶，处理生活垃圾的工作人员不小心被扎破手指，如果刚好这个患者是乙肝病毒携带者，被扎破手指的工作人员就有可能感染乙肝病毒。还有如使用后的腹膜透析液包装袋，里面残留的含糖透析液因未密闭保存，长时间存放容易滋生细菌，加之废液袋中本身就含有大量细菌及病毒，在自家保存一段时间后转卖给废品收购者。对自家的环境造成了一定的污染，而且也会造成社会环境污染，危害到人们的健康。因此，民众和全社会要了解医疗废弃物的危害性，提高全民的卫生安全意识，加强医疗废弃物的规范管理。

正确处理居家诊疗产生的医疗垃圾

居家诊疗者产生的医疗垃圾量少、分散、持续存在，容易被忽视，所以存在更大的安全隐患，应加以提醒并切实做好处理工作。

1.需要居家诊疗的患者及家属，应听从专业医护人员的培训指导，熟知医疗废弃物相关知识，包括分类和回收的意义、处置方法、随意丢弃医疗废物的风险等，提高对医疗废弃物危害性和规范处理重要性的认识，明确医疗废弃物的概念、种类、危害性以及分类、处置方法等，不断强化保护环境、预防疾病、防治污染的责任感。

2.各医疗机构、卫生服务中心（医疗点）、社区卫生服务站都可回收医疗废弃物，设有医疗废弃物终端回收点。居家诊疗的患者可以就近方便地回送医疗废弃物。诊疗用物供货公司（主要是腹膜透析液供应商）也应重视废弃物的回收制度，在派送腹透液到患者家里的同时应如数回收用后包装袋，考虑到长期腹膜透析者均是因为经济原因卖掉塑料包装袋，相关公司可以用回收包装袋抵用相应新腹透液购买款等奖励政策，以帮助和督促做好医疗废弃物的规范回收和处理。

3.各医疗机构对自己管辖的会产生医疗垃圾的居家诊疗患者，根据具体情况估计产生医疗废弃物的量，提供相应的医疗垃圾收集工具。如锐器盒、专用黄色医疗垃圾袋，讲解具体的使用要求、注意事项等，患者来医院复诊时带来或者就近送到相应的回收点。避免患者将锐器盒、垃圾袋挪作他用，认真落实做好垃圾分类、规范处理医疗废弃物工作。

4.如果一时无专用垃圾袋、锐器盒，居家诊疗者可以充分利用家里的硬质带盖塑料盒（罐、瓶等），采用适当的标记，如：红色的放入针头、玻璃安瓿等锐器，黄色的放入带有体液、血液的敷料、敷贴、试纸、棉签、棉球、棉片、引流袋、尿袋等。居家垃圾存放期间，最好把垃圾袋和锐器盒等放在一个固定的大整理箱内，整理箱置于固定的、不易被家人行走碰到和小孩不易触及的位置。平时及时加盖，定期回送到医疗垃圾回收点。

居家治疗、康复者产生的医疗垃圾虽然不多，但持续存在，因此要有常态化的管理理念。民众对居家医疗垃圾的认知和处置不当造成的危害不容小视，应加强指导，采取切实可行的建议和办法，让民众有清晰的概念、自觉的意识、严格的行为，切实做好垃圾分类和处理工作，保护环境，维护健康。

第 七 章

居家用药指导

随着居民生活水平的提高，人们健康理念的转变，药物购买方式越来越来便捷化等，家庭自购、备用药品越来越普遍；但药物毕竟不同于食物，居家用药存在一定的安全隐患。

 # 一 家庭用药存在的问题

1.种类繁杂，各种类别、剂型、规格的药物混放，过期药、变质药未能及时清理。

2.擅自用药或者不根据医嘱，按照自己的感觉擅自更改用药方案，用药不规律。

3.滥用抗生素、保健药、中成药。认为"消炎药是凉的，上火了都可以吃一点"，缺乏对药物副作用的认识和防范意识。

4.少数人过分依赖药物，认为药物总是对身体有好处的，把吃药当成日常生活中重要的一部分，可谓是"药当饭吃，饭当药用"。

安全用药原则

1.根据医嘱用药。平常用于治疗的药物，如抗生素、抗高血压、降血糖等药物，应根据医嘱用药，不可擅自服用或者增减用药剂量、次数等。用药量的调整应在和医生充分沟通评估的前提下进行。

2.服药方法正确。服药前先饮一两口温开水以润滑消化道，药片颗粒等数量较多时可以分次吞服，用温开水或凉开水送服，不可用茶、牛奶、豆浆替代之。如果没有特殊要求限制水的摄入，则每次服药应饮用温开水至少100 mL；应坐位或者站立服药，服药后不能立即躺卧，对于胶囊、缓释片、控释片等不可擅自掰开服用，以免影响药物疗效，增加不良反应。

（1）对于要求充分吸收、起效快、对胃肠道无刺激的药物，可在空腹时服用。

（2）健胃及增进食欲的药物应饭前服用。

（3）对胃黏膜有刺激性的药物及助消化药物应在饭后服用，以减少药物对胃壁的刺激，有助于食物消化。

（4）催眠药应在睡前服用，以诱导入睡。

（5）对牙齿有腐蚀作用或使牙齿染色的药物，如酸剂、铁剂等，应用吸管服用，服后应及时漱口。止咳糖浆对呼吸道黏膜有安抚作用，为避免冲淡药物，降低疗效，服后不宜立即饮水；若同时服用多种药物，应最后服用止咳糖浆；而且大多数止咳药液有抗过敏、镇静作用，服用后可有嗜睡、头晕、疲乏等，因此建议晚上睡前服用。

（6）磺胺类药和发汗药服后应多饮水，可减少磺胺结晶堵塞肾小管和增强发汗药的疗效。

（7）服用强心甙类药物前应测脉率（心率），如脉率少于60次／min或出现节律异常（即脉搏跳动快慢、强弱不一）应停止服药并报告医生。此外，还应注意有无食欲不振、恶心、呕吐等消化道症状，有无头晕、头痛及色视（如看白色的墙面上有黄色、绿色的现象）等中毒先兆症状。

（8）有相互作用的某些药物不能同时或在短时间内服用，如胃蛋白酶在碱性环境里能迅速失去活性，忌与碳酸氢钠等碱性药物同时服用。

（9）服用酶制剂，如多酶片、胃蛋白酶以及铁剂时不能同时饮茶，因酶制剂中蛋白质与茶中鞣酸发生作用而失去活性；铁剂与茶中鞣酸形成难溶性盐而妨碍吸收。

（10）服药前后禁止饮酒，否则会影响药物疗效的发挥，甚至会增加毒性反应等。

（11）粉状的药物不可以直接倒进口腔，尤其是小孩、老年人，应用温水调成糊状后服用，以免引起呛咳误吸等。

3.合理备药。家庭存药不宜过多，每次配药量合适，不多配。平时家庭备药可以罗列清单，当去不同科室不同医生就诊时可以带上药物清单给医生看，以免重复开药造成浪费；而且有些同一种药物由于生产厂家不同商品名也不一样，容易导致重复服用带来危险和伤害。家庭应有专用小药箱，各类药品分类放置，标志明确，放置于环境通风良好、干燥、光线充足之处，避免阳光直照。及时清理过期药和变质药，对于标签模糊不清或者无标签的药物不可使用。

三 家庭常用药物

（一）抗生素

1.抗生素的相关概念。

（1）抗生素，是指由某些微生物（细菌、真菌、放线菌属等）产生的，能抑制或杀灭其他病原微生物的物质。抗生素分为天然抗生素和人工半合成抗生素两类。

（2）抗菌药，是指能抑制或杀灭细菌，用于防治细菌性感染的药物，有些也可用于寄生虫感染。

（3）抗菌谱，是指抗菌药物的抗菌范围。其可分为：①窄谱抗菌药，仅对单一菌种或菌属有抗菌作用。如青霉素、红霉素、氨基糖苷类等。②广谱抗菌药，对多种致病菌有抑制或杀灭作用。如四环素类、氯霉素类等。

（4）化学治疗，是指对病原微生物、寄生虫及恶性肿瘤细胞所致疾病的药物治疗，简称化疗。

（5）化学治疗药物，是对抗微生物药、抗寄生虫药和抗恶性肿瘤药的统称。

2.抗生素分类、常用药物主要不良反应及应用注意事项。

（1）青霉素类。青霉素为最早用于临床的抗生素，疗效高、毒性低，主要作用是使易感细菌的细胞壁发育失常，致其死亡。人、哺乳动物的细胞无细胞壁，因此有效抗菌浓度的青霉素对人、哺乳动物机体细胞几乎无影响，因而对人体副作用较小。临床常用青霉素类药有青霉素 G、氨苄西林（氨苄青霉素）、阿莫西林（羟氨苄青霉素）、阿莫西林克拉维酸钾、苯唑西林（新青霉素 II）、羧苄西林、哌拉西林等。

（2）头孢菌素类。本类抗生素自 20 世纪 60 年代应用于临床以来，发展迅速。头孢菌素类抗生素是目前使用广泛的抗生素药物。按照抗菌作用的特点，将常用的头孢菌素分为四代：第一代头孢菌素主要应用于革兰氏阳性细菌的感染，代表药物有头孢唑啉（先锋霉素 V）和头孢拉定（先锋霉素 VI）；第二代头孢菌素，抗革兰氏阴性杆菌作用优于第一代头孢菌素，代表类的药物主要有头孢孟多、头孢替安、头孢呋辛（西力欣）、头孢美唑、头孢西丁等；第三代头孢菌素抗菌活性均优于第一、第二代头孢菌素，并且强调一下，对肾脏的副作用更优于前面两种药物，代表药物主要有头孢噻肟（凯福隆）、头孢唑肟、头孢哌酮（先锋必）、头孢曲松（罗氏芬、菌必治）和头孢他啶（复达欣）等；第四代头孢菌素与第三代头孢菌素相比，对革兰氏阳性的抗菌作用有了相当大的提高，而对革兰氏阴性细菌的作用也较好，代表的药物主要有头孢匹罗、头孢唑南等。

应用注意事项：①第一代头孢菌素应注意避免与氨基糖苷类和强效利尿剂合用，以免增强肾毒性。要注意监测尿蛋白、血尿及观察尿量、尿色。②长期使用头孢菌素可影响肠道内维生素的合成，如抑制维生素 K 合成而引起出血，故不宜与抗凝血药合用。应观察有无出血倾向（如轻微磕碰即会引起大片瘀斑、刷牙时口腔出血而且不容易停止、有点小伤口血流不止、育龄女性经期延长经量增多等），必要时酌情补充维生素 K。③用药前两日应禁酒，且用药后一周要避免饮酒以及服用含酒精的饮料和药品，以免引起双硫醒反应（双硫醒反应的表现：四肢无力、嗜睡、眩晕、幻觉、头痛、恶心、呕吐、胸闷、全身潮红、虚脱、惊厥，甚至血压下降、呼吸抑制、休克等）。会发生双硫醒样反应的药物，还有甲硝唑、替硝唑、呋喃唑酮、格列本脲、格列齐特、苯乙双胍等，应用以上药物也应注意第三点。

（3）大环内酯类。本类抗生素均含有一个12—16碳的大内酯环，为抑菌剂，仅适用于轻中度感染。红霉素为本类的代表药，临床应用广泛，对青霉素过敏者常以本品治疗。近年来研制开发了许多新品种，如阿奇霉素（泰力特、希舒美）、克拉霉素、地红霉素等。常用的还有麦迪霉素、螺旋霉素、交沙霉素等。红霉素服药前和服药时不宜饮用酸性饮料，以免降低疗效，增加胃肠道反应。进食可影响阿奇霉素的吸收，故需在饭前1h或饭后2h口服，也不宜与含铝或镁的抗酸药同时服用。用药期间应定期到医院检查肝功能，由于肝胆系统是阿奇霉素排泄的主要途径，肝功能不全者慎用，严重肝病患者不应使用。

（4）林可酰胺类。本类抗生素包括林可霉素（洁霉素）、克林霉素（氯林可霉素）等。口服宜在空腹或饭后2h，并多饮水，以防药物刺激食管；不能静脉注射（即推注），如果是静脉输液，则要控制输液速度，宜慢，否则可使心动过速，严重时甚至危及生命。

（5）氨基糖苷类。本类抗生素性质稳定，抗菌谱广，在有氧情况下，对敏感细菌起杀灭作用。不良反应最常见的是耳毒性（即损坏听力）。常用药物有阿米卡星（丁胺卡那霉素）、庆大霉素、链霉素、妥布霉素、奈替霉素（奈替米星）、大观霉素等。

（6）四环素类。本类抗生素分为天然品，如四环素、土霉素；人工半合成品，如多西环素（强力霉素）、米诺环素（二甲胺四环素）。本类抗生素可沉积于发育中的骨骼和牙齿中，反复使用可导致骨发育不良，牙齿黄染，牙釉质发育不良等；自妊娠中期至3岁危险性最大，并可持续至7岁甚至更久，故孕妇、哺乳期妇女及8岁以下儿童禁用。

（7）氯霉素类。本类抗生素特点是脂溶性高，易进入脑脊液和脑组织，并对很多病原体有效，但可诱发再生障碍性贫血，应用因此受到一定限制。其包括氯霉素、琥珀氯霉素等。

（8）多肽类及其他抗生素。本类抗生素结构复杂，按结构特征难以归类，如万古霉素、多粘菌素E、磷霉素、制霉菌素等。

临床上还有一些广泛应用的合成抗菌药物，主要有磺胺类（磺胺嘧啶、复方新诺明等）、喹诺酮类（诺氟沙星、氧氟沙星、环丙沙星、左氧氟沙星等）及其他合成抗菌药物（呋喃妥因、呋喃唑酮、甲硝唑、替硝唑、小檗碱等）。

再次提醒，不管哪种抗生素，一定要在医生指导下用药，也就是遵医嘱用药。

3.认识伪膜性肠炎。

广谱抗生素应用之后，特别是林可霉素、克林霉素、氨苄西林、阿莫西林、红霉素、四环素类、头孢菌素（二代、三代）、喹诺酮类等的应用，抑制了肠道内的正常菌群，使难辨梭状芽孢杆菌得以迅速繁殖并产生毒素而致病——伪膜性肠炎，最多见于老年人，起病骤急。腹泻是最主要症状，多发生在使用抗生素4—10天内，也可发于停药后1—2周。

4.抗生素使用基本原则。

（1）能用窄谱的就不用广谱，能用低级的就不用高级，用一种能解决问题的就不用两种，轻度或中度感染一般不联合使用抗生素。

（2）发热原因不明者，病毒性感染的疾病者不宜使用或者不能用抗生素。

（3）严加控制或者避免预防使用抗生素，也控制或者避免皮肤、黏膜的局部用药。

5.老年患者应用抗菌药物的原则。

（1）老年患者肝功能减退，主要经肝灭活的抗生素，如氯霉素、红霉素、新霉素、四环素等，应慎用或禁用。

（2）老年患者肾功能减退，药物肾清除减慢，氨基苷类、四环素类、氨苄西林、羧苄西林、万古霉素等，应根据肾功能减退情况，适当减量或延长给药间隔时间。

（3）老年患者患感染性疾病，宜选用青霉素类、头孢菌素类、氟喹诺酮类等杀菌药。抗菌药物一旦选定，在疗效未确定之前，疗程不应少于5天，不超过14天。

（二）作用于心血管系统的药物

1.抗心绞痛药物分类及常用药物。

（1）硝酸酯类：硝酸甘油、硝酸异山梨醇酯（消心痛）等。

（2）β 受体阻断药：普萘洛尔（心得安）、美托洛尔（倍他乐克）等。

（3）钙通道阻滞药：硝苯地平（心痛定）、维拉帕米等。

2.慢性稳定型心绞痛药物治疗（《2007中国慢性稳定型心绞痛治疗指南》）。

（1）减轻症状、改善缺血的药物：包括 β 受体阻断药、硝酸酯类、钙通道阻滞药等。硝酸酯类药物：主要目的是控制心绞痛的发作。β 受体阻断药：对不稳定型心绞痛患者可以控制心绞痛症状，并改善其近、远期预后。服用剂量和次数应严格根据医嘱。

（2）改善预后的药物：包括阿司匹林、氯吡格雷（波立维）、β 受体阻断剂、他汀类、紧张素转化酶抑制剂（ACEI）类。

血管紧张素转化酶抑制剂（ACEI）类，包括最常见的卡托普利，这是早些年最常使用的，现在使用相对比较多的叫福辛普利、贝那普利或者雷米普利，还有培哚普利。这些降压药物都是目前临床经常使用的，此类药物的作用特点就是针对轻中度高血压，有一个非常好的降压疗效，可以让患者的血压和心率都能达到一个比较合理的水平。它的不良反应，有的人可能有外周组织水肿，最常见的不良反应还有咳嗽、刺激性干咳、没有痰。这些药物不但有降压作用，而且有的患者往往得了冠心病以后，医生也给他开具这些药物来进行治疗，血压往往不高，它针对这些患者的治疗主要是利用其具有保护心脏的作用。

3. 抗高血压药分类及常用药物。

（1）利尿药：氢氯噻嗪、呋塞米、吲达帕胺等。

（2）钙通道阻滞药（CCB）：硝苯地平、非洛地平、氨氯地平等。

（3）血管紧张素 I 转化酶抑制剂（ACEI）：卡托普利、贝那普利、依那普利、培哚普利等。

（4）血管紧张素 II 受体拮抗剂（ARB）：氯沙坦、缬沙坦、厄贝沙坦等。

（5）β 受体阻断药：包括普萘洛尔、美托洛尔、比索洛尔等。

（6）a_1 受体阻断药：包括哌唑嗪、特拉唑嗪、多沙唑嗪等。

下面列举几例药物的具体特性。

①吲达帕胺（indapamide，寿比山）。

【作用特点】吲达帕胺兼有轻度利尿剂和钙离子拮抗的作用。作用特点是长效；降压时不引起体位性低血压、潮红、心动过速；不影响糖类、脂肪代谢，不良反应轻，病人耐受性好。

【应用】可用于单纯收缩压高的患者、糖尿病合并高血压者。吲达帕胺是治疗老年高血压的理想药物。

具体用法要服从医嘱，以下可以作为参考：一般是2.5mg/次，1次/日，口服。如果是作为维持量，则2.5mg隔日1次，口服。

②哌唑嗪、特拉唑嗪（高特灵）、多沙唑嗪。

【作用特点】这些药的最大优点：对代谢没有明显不良影响，对血脂代谢有良好作用。

【应用】适用于中度高血压及并发肾功能衰竭者。重症高血压（与利尿药、β受体阻断剂合用），适用于有合并前列腺肥大的老年患者。

使用过程中有些人会出现"首剂现象"，即在首次用药后出现严重的体位性低血压，晕厥、心悸现象。可以通过首次用量减为0.5mg，来加以预防，并且建议在临睡前服用，以免摔倒等意外伤害的发生。

③血管紧张素转化酶抑制剂（ACEI）类。

【作用特点】此类药物的作用特点有：不伴有反射性心率加快；可预防和逆转心肌肥厚；对肾脏具有保护作用，不影响糖类、脂肪代谢；改善胰岛素抵抗。

【应用】临床主要应用于：治疗各型高血压，治疗糖尿病性肾病和其他肾病，治疗难治性心功不全。

建议服用时间：因为胃中食物可影响该类药物的吸收，可使吸收量减少30%—40%。因此宜在餐前1h服用。但其中的福辛普利不受食物影响。

患者服用此类药物主要的不良反应是可出现频繁无痰性干咳。因此不能耐受者应向医生反馈，可以改用其他类降压药。

④血管紧张素Ⅱ受体阻断剂（ARB）类。

【作用特点】此类降压药的作用特点是：长效药；不引起干咳，耐受性好；有逆转心血管重构的作用；肾脏保护的作用；其中的氯沙坦有促进尿酸排泄作用；对血脂、葡萄糖含量无影响。

【应用】临床应用于：轻、中度高血压（不能耐受血管紧张素 I 转化酶抑制剂类——ACEI 药物的干咳者）患者；慢性心功不全（高肾素性）的患者；心肌梗死和左室肥厚的患者。

4.老年人对哪些降压药物敏感？高血压老年人首选的降血压药物有哪些？

（1）老年人对利尿药和钙拮抗剂类较敏感，临床疗效好。

（2）老年人心力衰竭发生率高，而且多病共存，ACEI/ARB 具有护心、护肾，不影响糖类、脂肪代谢等优点，故 ACEI/ARB 仍作为老年高血压患者的首选药物。

（3）β 受体阻断剂如无禁忌证，仍推荐作为高血压合并冠心病、慢性心衰老年患者的首选药物。

（三）抗糖尿病药

随着糖尿病发病率的增高，糖尿病的治疗药物不断增多，糖尿病患者对个体化治疗有了更多的选择。

1.分类。

用于治疗糖尿病的药物分类如下几种。

（1）口服降糖药物。①双胍类：二甲双胍；②磺脲类：格列本脲、格列吡嗪、格列奇特、格列喹酮、格列苯脲；③格列奈类：瑞格列奈、那格列奈、米格列奈钙；④ α - 葡萄糖苷酶抑制剂：阿卡波糖、伏格列波糖、米格列醇；⑤DPP-4抑制剂（二肽基肽酶-4）：西格列汀、沙格列汀、维格列汀、利格列汀、阿格列汀；⑥TZDs：罗格列酮、吡格列酮；⑦SGLT2抑制剂（钠-葡萄糖协同转运蛋白2）：达格列净、恩格列净、卡格列净。

（2）注射降糖药。①胰岛素：根据来源和化学结构的不同，可分为动物胰岛素、人胰岛素和胰岛素类似物；②GLP-1受体激动剂（胰升糖素样肽1）：艾塞那肽、利拉鲁肽、贝那鲁肽、利司那肽。

2.选择。

无论是口服降糖药物还是注射降糖药物，均有不同的作用特点和适应证，要根据患者个人情况，和专科医生、护士一起制订合理化的治疗方案，才能达到好的治疗效果。

（1）瑞格列奈（诺和龙、孚来迪）：属于餐时血糖调节药。

【作用特点】此类药物的作用特点是起效快、半衰期短（血液中药物浓度下降一半所需要的时间称为半衰期），控制餐后高血糖效果好。

【应用】适用于2型糖尿病（饮食、运动疗法和服用α-葡萄糖苷酶抑制剂时仍不能很好地控制血糖的轻、中度糖尿病患者），老年患者及糖尿病肾病患者也可服用。

【用法】根据医生建议用药，一般起始剂量0.5mg，最大单次剂量4mg，最大日剂量不超过16mg，3次/日（tid），服用的最佳时间是餐前15min，也可在餐前即刻服用。

（2）那格列奈片（唐力）：也属于餐时血糖调节药，作用特点和适应证与瑞格列奈相似。

【作用特点】此类药物的作用特点是起效快、半衰期短，控制餐后高血糖效果好。

【应用】适用于2型糖尿病（饮食、运动疗法和服用 α - 葡萄糖苷酶抑制剂时仍不能很好地控制血糖的轻、中度糖尿病患者），老年患者及糖尿病肾病患者也可服用。

【用法】根据医生建议用药，一般120 mg/ 次，一天三次，服用的最佳时间是餐前10 min 内。

（3）肠促胰素类药物，此类药物包括以下两类。

一类是 GLP-1（胰高血糖素样肽 -1）类似物，需要外源注射补充肠促胰素的类似物，胰高血糖素样肽1（GLP-1）是一类重要的肠促胰素。根据其独特的生理效应，人们已研发出 GLP-1类似物，并应用于2型糖尿病治疗。

另一类是 DPP-4（二肽基肽酶 -4）抑制剂，是抑制肠促胰素代谢酶的药物，维持内源性肠促胰素的活性，尽管降糖作用没有那么强，但符合生理特点，是口服制剂，不用调整剂量。总而言之，肠促胰素类药物有一定的降糖效果，使用方便，低血糖风险不大。临床研究显示，其对心血管安全性好、不增加体重，这些都是临床医生在选择降糖药物时特别关注的特点。

二肽基肽酶 -4（DPP-4）抑制剂包括西格列汀（捷诺维）、维格列汀、沙格列汀。

【作用特点】抑制人体自身肠促胰素的降解，提高内源性肠促胰素水平，从而延长其作用时间，达到降糖目的。

【应用】用于2型糖尿病。单药治疗：在饮食和运动基础上改善血糖控制。联合治疗：当单用二甲双胍血糖控制不佳时，可与二甲双胍联合使用，在饮食和运动基础上改善血糖控制。

【注意事项】此类药物不得用于1型糖尿病患者或治疗糖尿病酮症酸中

毒；与磺酰脲类药物联合使用时会发生低血糖、超敏反应。

3. 常用口服降糖药的正确服用时间。

（1）磺酰脲类（格列本脲、格列齐特、糖适平等）：饭前30 min服用。

（2）双胍类（二甲双胍）：进餐或餐后服用。

（3）吡格列酮：早餐空腹服药。

（4）α－葡萄糖苷酶抑制剂：进餐时服用，与第一口主食同时嚼服。

（5）餐时血糖调节药（诺和龙、唐力）：饭前5—20 min服用。

4. 老年糖尿病患者血糖控制的目标。

70岁以上新发现的2型糖尿病无心脑血管及微血管并发症者。

空腹（FPG）	餐后（PPG）	糖化血红蛋白（HbA1c）
6—7 mmol/L	8—9 mmol/L	6.5％—7.0％

老年糖尿病患者并有心脑血管疾病时，或经常出现低血糖者。

空腹（FPG）	餐后（PPG）	糖化血红蛋白（HbA1c）
7—9 mmol/L	8—11.1 mmol/L	7.0％—7.5％

5. 认识糖化血红蛋白。

糖化血红蛋白是人体血液中红细胞内的血红蛋白与血糖结合的产物。血糖和血红蛋白的结合生成糖化血红蛋白是不可逆反应，并与血糖浓度呈正比，且保持120天左右，所以可以观测到120天之前的血糖浓度。糖化血红蛋白的英文代号为HbA1c。糖化血红蛋白测试通常可以反映患者近8—12周的血糖控制情况。

四 不同用药途径相关知识指导

（一）老年人口服用药

1.服用前要认真核对药物名称、用法、用量，查看药物有效期、质量。

2.老人取坐位或站立位，病情有限制的话也尽量抬高上半身。

3.老人先喝一两口温水，将药物放入口中后，再慢慢喝水，将药物全部咽下，总饮水量约100 mL。

（1）片剂药物如太大，老人难以吞咽，可将药片碾碎调成糊状，再让老人服用。不可直接掰开吞服，以免锋利的边缘对消化道造成损伤。

（2）水剂、溶液药物服用前先摇匀，注意用量要准确，可用附带的小量杯，刻度看准确，以免过量或不足。

（3）服用油剂或按滴计算的药物，可先在小药杯里加入少量温凉开水，再滴入药剂，混匀后服用；也可以将药物加到面包片、馒头等上面，然后服用。

（4）服用冲剂、药粉等均需用温开水冲调。禁忌将粉剂直接倒入老人口中，以免引起呛咳。

4.服药后再次核对，确认药物服用正确后整理干净，用物归位。服药后不宜立即躺卧，可适当走动或者坐位休息。

（二）雾化吸入

1. 取舒适的坐位或侧卧位，解开衣领，颈部放松，颌下、胸前铺纸巾或干毛巾。

2. 药液吸入。

（1）超声雾化吸入：将需吸入的药物溶入5—10 mL生理盐水→放入雾化罐或雾化杯内→开启电源→调节雾化量→将面罩放于用药者口、鼻上或将"口含嘴"放在口中→嘱做慢而深的呼吸→治疗结束→取下面罩或"口含嘴"→关雾化开关→关电源开关→清洁口腔、擦干面部，取舒适体位（图7-1）。

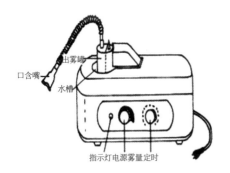
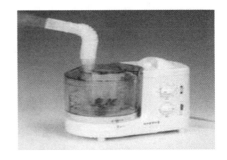

出雾端
口含嘴
水槽
指示灯电源雾量定时

图7-1　超声雾化器

（2）手压式雾化吸入：取下雾化器保护盖→充分摇匀药液→将雾化器倒拿→接口端放在双唇间→平静呼吸，在开始吸气时按压气雾瓶顶部使药液喷出→屏气一会再呼气→清洁口腔、擦干面部，取舒适体位（图7-2）。

3. 雾化结束后，将"口含嘴"（或面罩）及螺纹管在消毒液（可以用消毒灵或康威特，一般500 mL水中加500 mg的药片1片）中浸泡1 h后流水下清洗，药杯清水冲洗干净，晾干保存备用。

4.注意事项：（1）要注意观察雾化过程中以及雾化吸入后的反应，咳嗽、咳痰、气喘等情况的变化，询问病人的感受，必要时做好记录。（2）雾化吸入每次治疗时间为15—20 min，吸入过程中如感觉不适则应停止雾化吸入。（3）水槽和雾化罐内切忌加温水或热水，水槽内无水时不可开机，以免损坏机器。（4）雾化吸入用物，如："口含嘴"（或面罩）、手压式雾化器等专人一套专用，用后及时清洁、消毒、晾干备用。

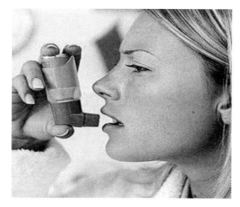
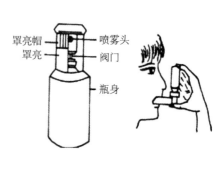

图 7-2　手压式雾化器

（三）气体压缩式雾化器

气体压缩式雾化器，也叫射流式雾化器，是最近几年才应用于市场的一种适合家庭使用的雾化器。它是根据文丘里（Venturi）喷射原理，利用压缩气体通过细小管口形成高速气流产生的负压，带动液体或其他流体一起喷射到阻挡物上，在高速撞击下向周围飞溅使液滴变成雾状微粒从出气管喷出。气体压缩式雾化器多用于治疗呼吸道感染疾病，有如下优点：

1. 高效无油活塞式压缩机，雾化时不需冷却水，日常免维护，操作更简单方便；原药雾化，不需稀释，临床效果好；几乎没有药物残留量，药物利用率高。

2. 操作使用更方便，产品备有2米气管一根，活动余地大，坐、躺都能用，雾化组件轻巧，佩戴、手扶都方便。

3. 使用原药雾化，在相对的治疗时间内吸入的雾化量适宜，不易造成气管内壁黏膜发涨和气管堵塞，雾化的颗粒超细，不易发生碰撞结合，人体吸入舒适，且能进入支气管、肺部等气管，临床效果极佳，特别适宜治疗下呼吸道疾病。

4. 纯机械性产品，故障率极低，维修费用低，使用寿命长，一般正常使用5—10年。

5. 使用注意事项。

（1）根据医嘱选择药物，做到整齐选择药物：用对药，放适量，不要过多也不要过少，药液过多需要太长的时间，容易造成患者疲惫；药量不够时间太短，达不到治疗效果。

（2）不可用自来水、矿泉水做雾化，应选用医生处方用药。如果需要稀释药物，应选择用生理盐水稀释。

（3）每次使用的雾化配件前后都要清洗，雾化杯里面的配件要保存完好，如有丢失则会影响出雾量。

（4）防止交叉感染，一套配件只供一个人用。如果需要持续使用，一般1—2个月换一套配件。

第 八 章

中医中药相关知识

一　呼吸系统常见症候

（一）寒饮犯肺证

【症状】平时畏寒怕冷，天冷或遇寒而发。喘息，或呼吸急促，或喘满胸闷不得卧，喉中哮鸣有声，咳嗽，痰多稀薄色白，或有白色黏痰，口不渴，或渴喜热饮，或有恶寒、喷嚏、流涕等受凉感冒症状。

【常用中成药】

1.通宣理肺丸。

【成分】紫苏叶、前胡、桔梗、苦杏仁、麻黄、甘草、陈皮、半夏（制）、茯苓、枳壳（炒）、黄芩。

【功效】解表散寒，宣肺止咳。

【主治】用于风寒束表、肺气不宣所致的感冒咳嗽，症见发热、恶寒、咳嗽、鼻塞流涕、头痛、无汗、肢体酸痛。

【用法用量】口服，一次2丸，一日2—3次。

2. 小青龙颗粒。

【成分】麻黄、桂枝、干姜、细辛、法半夏、五味子、白芍、炙甘草。

【功效】解表化饮，止咳平喘。

【主治】用于风寒水饮，恶寒发热，无汗，喘咳痰稀。

【用法用量】开水冲服，一次1袋，一日3次。

（二）痰湿阻肺证

【症状】咳嗽反复发作，尤以晨起咳甚，咳声重浊，痰黏腻或稠厚成块，色白或带灰色，咯吐不利，常伴有口中黏腻感，恶心呕吐，不思饮食，胸腹胀闷，乏力，大便稀溏。

【常用中成药】

二陈丸。

【成分】陈皮、半夏（制）、茯苓、甘草、生姜。

【功效】燥湿化痰，理气和胃。

【主治】用于痰湿停滞导致的咳嗽痰多，胸脘胀闷，恶心呕吐。

【用法用量】口服，一次9—15g，一日2次。

（三）痰热郁肺

【症状】咳嗽，气息急促，胸肋苦满或咳引胸痛，痰多稠黏或为黄痰，咳吐不爽，或痰有热腥味，或咳吐血痰。常伴有面色潮红，身热，烦躁，口渴喜冷饮，口苦，咽干，小便色黄，便秘。

【常用中成药】

1.橘红丸。

【成分】化橘红、陈皮、半夏（制）、茯苓、甘草、桔梗、苦杏仁、紫苏子（炒）、紫菀、款冬花、瓜蒌皮、浙贝母、地黄、麦冬、石膏。

【功效】清肺，化痰，止咳。

【主治】用于痰热咳嗽，痰多，色黄黏稠，胸闷口干。

【用法用量】口服，一次2丸，一日2次。

2.急支糖浆。

【成分】鱼腥草、金荞、麦四季青、麻黄、紫菀、前胡、枳壳、甘草。

【功效】清热化痰，宣肺止咳。

【主治】用于外感风热所致的咳嗽，症见发热、恶寒、胸膈满闷、咳嗽咽痛；急性支气管炎、慢性支气管炎急性发作见上述症候者。

【用法用量】口服，一次2—4 mL，一日6—12 mL。

3.复方鲜竹沥口服液。

【成分】鲜竹沥、鱼腥草、生半夏、生姜、枇杷叶、桔梗、薄荷油。

【功效】清热化痰，止咳。

【主治】用于痰热咳嗽，痰黄黏稠。

【用法用量】口服。一次20 mL，一日2—3次。

4.蛇胆川贝液。

【成分】蛇胆汁、川贝母、杏仁、水蜂蜜、薄荷脑。

【功效】祛风止咳，除痰散结。

【主治】用于风热咳嗽，痰多，气喘，胸闷，咳痰不爽或久咳不止。

【用法用量】口服，一次10 mL，一日2次。

（四）肝火犯肺证

【症状】咳嗽，气逆，咳引胸肋胀痛，痰滞咽喉，咯之难出，量少质黏，症状可随情绪波动而增减。常伴有咽干，口苦，烦躁，易怒。

【常用中成药】

1. 黛蛤散。

【成分】青黛、蛤壳。

【功效】清热利肺，降逆除烦。

【主治】用于肝肺实热，头晕耳鸣，咳嗽吐衄，肺痿肺痈，咽膈不利，口渴心烦。

【用法用量】口服，一次6g，一日1次，随处方入煎剂。

2. 泻白丸。

【成分】石膏、桑白皮、瓜蒌子、葶苈子、麻黄、甘草、前胡、紫菀、款冬花、川贝母、苦杏仁、紫苏叶油、薄荷脑。

【功效】宣肺清热，化痰止咳。

【主治】用于伤风咳嗽，痰多胸满，口渴舌干，鼻塞不通。

【用法用量】口服，一次1丸，一日2次。

（五）肺气虚证

【症状】咳喘无力，短气，活动时尤甚，体倦懒言，声音低怯，痰多清稀色白。常伴有面色㿠白，白天出汗多，畏风怕寒，易感冒。

【常用中成药】

玉屏风口服液。

【成分】黄芪、防风、白术（炒）。

【功效】益气，固表，止汗。

【主治】用于表虚不固，自汗恶风，面色㿠白，或体虚易感风邪者。

【用法用量】口服，一次10 mL，一日3次。

（六）肺阴虚证

【症状】干咳无痰，或痰少而黏，甚则痰中带血。常伴有唇、舌、咽、鼻干燥涩痛，心烦，失眠，形体消瘦，午后潮热，五心烦热，夜间出汗多，颧红，声音嘶哑。

【常用中成药】

1. 强力枇杷露。

【成分】枇杷叶、罂粟壳、百部、白前、桑白皮、桔梗、薄荷脑、吗啡。

【功效】养阴敛肺，止咳祛痰。

【主治】用于支气管炎咳嗽。

【用法用量】口服，一次15 mL，一日3次。

2. 蜜炼川贝枇杷膏。

【成分】川贝母、枇杷叶、桔梗、陈皮、水半夏、北沙参、五味子、款冬花、杏仁水、薄荷脑。

【功效】润肺化痰、止咳平喘、护喉利咽、生津补气、调心降火。

【主治】用于伤风咳嗽、痰稠、痰多气喘、咽喉干痒及声音嘶哑。

【用法用量】口服，一次22 g（约一汤匙），一日3次。

3. 养阴清肺丸。

【成分】白芍、薄荷、川贝母、地黄、甘草、麦冬、牡丹皮、玄参。

【功效】养阴清肺，清热利咽。

【主治】用于咽喉干燥疼痛，干咳少痰。

【用法用量】口服，一次1丸，一日2次。

（七）脾肺气虚证

【症状】咳嗽反复发作，缠绵难愈，喘促，短气，痰多清稀色白。常伴有食欲不振，腹胀，大便稀溏，语音低微，不爱说话，疲倦乏力，面色㿠白，甚则面浮足肿。

【常用中成药】

1. 祛痰止咳颗粒。

【成分】党参、水半夏、芫花（醋制）、甘遂（醋制）、紫花杜鹃、明矾。

【功效】健脾燥湿，祛痰止咳。

【主治】用于慢性支气管炎及支气管炎合并肺气肿、肺心病所引起的痰多，咳嗽，喘息等症。

【用法用量】温开水冲服，一次12g（2袋），一日2次；小儿酌减。

2. 六君子丸。

【成分】党参、白术（麸炒）、茯苓、半夏（制）、陈皮、甘草（蜜炙）、生姜、大枣。

【功效】补脾益气，燥湿化痰。

【主治】本品用于脾胃虚弱，食量不多，气虚痰多，腹胀便溏。

【用法用量】口服，一次9g，一日2次。

（八）肺肾阴虚证

【症状】咳嗽，痰少，或痰中带血，甚至咯血。常伴有口燥咽干，声音嘶哑，形体消瘦，腰膝酸软，颧红，盗汗，骨蒸潮热，男子遗精，女子月经不调。

【常用中成药】

1.百合固金口服液。

【成分】白芍、百合、川贝母、当归、地黄、蜂蜜、甘草、桔梗、麦冬、熟地黄、玄参。

【功效】养阴润肺，化痰止咳。

【主治】用于肺肾阴虚，干咳少痰，咽干喉痛。

【用法用量】口服，一次1支，一日3次。2周为一疗程。

2.蛤蚧定喘胶囊。

【成分】蛤蚧、炒紫苏子、瓜蒌子、炒苦杏仁、麻黄、石膏、甘草、紫菀、醋鳖甲、黄芩、麦冬、黄连、百合、煅石膏。

【功效】滋阴清肺，止咳平喘。

【主治】用于肺肾两虚、阴虚肺热所致的虚劳咳喘、气短胸满、自汗盗汗。

【用法用量】口服，一次3粒，一日2次；或遵医嘱。

3.麦味地黄丸。

【成分】麦冬、五味子、熟地黄、酒萸肉、牡丹皮、山药、茯苓、泽泻。

【功效】滋肾养肺。

【主治】用于肺肾阴亏，潮热盗汗，咽干，眩晕耳鸣，腰膝酸软。

【用法用量】口服，一次6g（约半瓶盖丸），一日2次。

（九）肾不纳气证

【症状】咳喘经年不愈，呼多吸少，气不得续，活动时喘息尤甚。常伴有自汗，疲倦，声音低怯，腰膝酸软，喘息加剧时面色青灰，心慌胸闷，冷汗淋漓，头、面、四肢浮肿，手足不温。

【常用中成药】

1.苏子降气丸。

【成分】紫苏子、厚朴（炒）、前胡、甘草、姜半夏、陈皮、沉香、当归、生姜、大枣。

【功效】降气化痰。

【主治】用于痰多色白、咳嗽喘促，气短胸闷，动则加剧。

【用法用量】口服，一次6g，一日1—2次。

2.百令胶囊。

【成分】发酵冬虫夏草菌粉（Cs-C-Q 80）。

【功效】补肺肾，益精气。

【主治】用于肺肾两虚引起的咳嗽，气喘，咯血，腰背酸痛；慢性支气管炎、慢性肾功能不全的辅助治疗。

【用法用量】口服，一次2—6粒，一日3次。慢性肾功能不全者：一次4粒，一日3次；8周为一疗程。

二 循环系统常见症候

（一）寒凝心脉证

【症状】多因气候骤冷或感寒而发病或加重。卒然心痛如绞，或疼痛向肩背部放射，或感寒痛甚。多伴有心悸气短，畏寒肢冷，冷汗自出。

【常用中成药】

冠心苏合丸。

【成分】苏合香、冰片、乳香、檀香、土木香。

【功效】理气，宽胸，止痛。

【主治】用于寒凝气滞、心脉不通所致的胸痹，症见胸闷，心前区疼痛；冠心病心绞痛见上述征候者。

【用法用量】嚼碎服，一次1丸，一日1—3次；或遵医嘱。

（二）气滞心胸证

【症状】胸闷不适，隐痛阵发，痛无定处，遇情志不遂时容易诱发或加重。常伴有时欲叹息，胃脘腹部胀闷，得嗳气或矢气则舒。

【常用中成药】

1.柴胡舒肝丸。

【成分】茯苓、麸炒枳壳、酒白芍、甘草、豆蔻、醋香附、陈皮、桔梗、姜厚朴、炒山楂、防风、炒六神曲、柴胡、黄芩、薄荷、紫苏梗、木香、炒槟榔、醋三棱、酒大黄、炒青皮、当归、姜半夏、乌药、醋莪术。

【功效】疏肝理气，消胀止痛。

【主治】用于气郁不舒、脘胁胀闷、不思饮食、呕吐酸水。

【用法用量】口服，一次1丸，一日2次。

2. 理气舒心片。

【成分】当归、沉香、茯苓、木香、香附（醋制）、姜黄、莪术（醋制）、蒲黄、佛手、五灵脂、陈皮、枳实（炒）、青皮（醋制）、枳壳（炒）、麦芽（炒）、香橼、三棱（醋制）、丹参。

【功效】解肝郁，行气滞，祛胸痹。

【主治】用于气滞血瘀症冠心病，心绞痛，心律不齐，气短腹胀，胸闷心悸。

【用法用量】口服，一次3片，一日3次；或遵医嘱。

3. 疏肝理气丸。

【成分】土木香，柴胡、香附（制）、半夏（姜制）、陈皮、延胡索（制），丹参、山楂、玫瑰花，广藿香、甘草。

【功效】疏肝理气，解郁。

【主治】用于胸肋胀闷，气郁不舒。

【用法用量】口服，一次3—6g（约15—30粒），一日3次。

（三）水饮凌心证

【症状】心慌，胸闷，肢体浮肿。常伴有畏寒肢冷，眩晕，恶心呕吐，流涎，小便短少。

【常用中成药】

1.芪苈强心胶囊。

【成分】黄芪、人参、附子、丹参、葶苈子、泽泻、玉竹、桂枝、红花、香加皮、陈皮。

【功效】益气温阳，活血通络，利水消肿。

【主治】用于冠心病、高血压病所致轻、中度充血性心力衰竭证，属阳气虚乏，络瘀水停者，症见心慌气短，动则加剧，夜间不能平卧，下肢浮肿，倦怠乏力，小便短少，口唇青紫，畏寒肢冷，咳吐稀白痰等。

【用法用量】口服，一次4粒，一日3次。

2.参附强心丸。

【成分】人参、附子（制）、桑白皮、猪苓、葶苈子、大黄

【功效】益气助阳，强心利水

【主治】用于慢性心力衰竭而引起的心悸、气短、胸闷喘促、面肢浮肿等症，属于心肾阳衰者。

【用法用量】口服，大蜜丸一次2丸，水蜜丸一次5.4g，一日2—3次。

（四）心血瘀阻证

【症状】心慌，胸闷，心痛时作，痛如针刺，唇甲青紫。疼痛剧烈时常常痛彻胸背，或痛引肩背。

【常用中成药】

1.速效救心丸。

【成分】川芎、冰片。

【功效】行气活血，祛瘀止痛，增加冠脉血流量，缓解心绞痛。

【主治】用于气滞血瘀型冠心病，心绞痛。

【用法用量】含服，一次4—6粒，一日3次；急性发作时，一次10—15粒。

2. 丹七片。

【成分】丹参、三七。

【功效】活血化瘀。

【主治】用于血瘀气滞，心胸痹痛，眩晕头痛，经期腹痛。

【用法用量】口服，一次3—5片，一日3次。

3. 银杏叶软胶囊。

【成分】银杏叶提取物。

【功效】活血化瘀通络。

【主治】用于瘀血阻络引起的胸痹、心痛、中风、半身不遂、舌强语塞，冠心病稳定型心绞痛、脑梗死见上述症状者。

【用法用量】口服，一次2粒，一日3次；或遵医嘱。

4. 麝香保心丸。

【成分】人工麝香、人参提取物、人工牛黄、肉桂、苏合香、蟾酥、冰片。

【功效】芳香温通，益气强心。

【主治】用于气滞血瘀所致的胸痹，症见心前区疼痛、固定不移；心肌缺血所致的心绞痛、心肌梗死见上述征候者。

【用法用量】口服，一次1—2丸，一日3次；或症状发作时服用。

5. 地奥心血康胶囊。

【成分】黄山药或穿龙薯蓣根茎的提取物。

【功效】活血化瘀，行气止痛。

【主治】用于扩张冠脉血管，改善心肌缺血，预防和治疗冠心病、心绞痛及瘀血内阻之胸痹、眩晕、气短、心悸、胸闷或痛等症。

【用法用量】口服，一次1—2粒，一日3次，饭后服用；或遵医嘱。

6. 丹参片。

【成分】丹参。

【功效】活血化瘀，清心除烦。

【主治】用于冠心病引起的心绞痛、心神不宁。

【用法用量】口服，一次3—4片，一日3次。

（五）痰浊闭阻证

【症状】胸闷重而心痛轻，遇阴雨天而易发作或加重。平素形体肥胖，痰多，短气，常伴有倦怠乏力，口中黏腻，恶心，食欲差，大便稀溏。

【常用中成药】

苏合香丸。

【成分】苏合香、安息香、冰片、水牛角浓缩粉、人工麝香、檀香、沉香、丁香、香附、木香、乳香（制）、荜茇、白术、诃子肉、朱砂。

【功效】芳香开窍，行气止痛。

【主治】用于痰迷心窍所致的痰厥昏迷、中风偏瘫、肢体不利，以及中暑、心胃气痛。

【用法用量】口服，一次1丸，一日1—2次。

（六）心气虚证

【症状】心慌反复发作，胸部阵阵隐痛，胸闷气短，活动后加重。常伴有自汗，倦怠乏力，神疲懒言，面色㿠白。

【常用中成药】

1. 稳心颗粒。

【成分】党参、黄精、三七、琥珀、甘松。

【功效】益气养阴，活血化瘀。

【主治】用于气阴两虚，心脉瘀阻所致的心悸不宁，气短乏力，胸闷胸痛；室性早搏、房室早搏见上述征候者。

【用法用量】开水冲服，一次1袋，一日3次；或遵医嘱。

2. 柏子养心丸。

【成分】柏子仁、党参、炙黄芪、川芎、当归、茯苓、远志（制）、酸枣仁、肉桂、醋五味子、半夏曲、炙甘草、朱砂。

【功效】补气，养血，安神。

【主治】用于心气虚寒，心悸易惊，失眠多梦，健忘。

【用法用量】口服，一次6g，一日2次。

（七）心血虚证

【症状】心慌反复发作，常伴有失眠多梦，眩晕，健忘，面色淡白无华或萎黄，口唇色淡。

【常用中成药】

养血安神丸。

【成分】首乌藤、鸡血藤、熟地黄、地黄、合欢皮、墨旱莲、仙鹤草。

【功效】养血安神。

【主治】用于失眠多梦，心悸头晕。

【用法用量】口服，一次6g（50粒），一日3次。

（八）心阴虚证

【症状】心慌反复发作，常伴有失眠多梦，五心烦热，潮热，盗汗，口燥咽干，两颧发红。

【常用中成药】

1.天王补心丸。

【成分】丹参、当归、石菖蒲、党参、茯苓、五味子、麦冬、天冬、地黄、玄参、远志（制）、酸枣仁（炒）、柏子仁、桔梗、甘草、朱砂。

【功效】滋阴养血，补心安神。

【主治】用于心阴不足，心悸健忘，失眠多梦，大便干燥。

【用法用量】口服，一次1丸，一日2次。

2.生脉饮。

【成分】人参、麦冬、五味子。

【功效】益气，养阴生津。

【主治】用于气阴两亏，心悸气短，自汗。

【用法用量】口服，一次10mL，一日3次。

（九）心阳虚证

【症状】心慌或心痛较重，胸闷气短，活动后加重。常伴有面色㿠白，疲倦乏力，畏寒肢冷。若病情加重，可出现冷汗淋漓，四肢厥冷，呼吸微弱，面色苍白，口唇青紫，神志模糊或昏迷。

【常用中成药】

参附强心丸。

【成分】人参、附子（制）、桑白皮、猪苓、葶苈子、大黄等。

【功效】益气助阳，强心利水。

【主治】用于慢性心力衰竭而引起的心悸、气短、胸闷喘促、面肢浮肿等症，属于心肾阳衰者。

【用法用量】口服，一次2丸，一日2—3次。

（十）心脾两虚证

【症状】心慌，胸闷，失眠多梦，眩晕健忘。常伴有面色萎黄，食欲不振，腹胀，大便稀溏，神倦乏力，妇女月经量少色淡，淋漓不尽。

【常用中成药】

1．归脾丸。

【成分】党参、白术（炒）、炙黄芪、炙甘草、茯苓、远志（制）、酸枣仁（炒）、龙眼肉、当归、木香、大枣（去核）。

【功效】益气健脾，养血安神。

【主治】用于心脾两虚，气短心悸，失眠多梦，头昏头晕，肢倦乏力，食欲不振。

【用法用量】用温开水或生姜汤送服。一次水蜜丸6g，小蜜丸9g，大蜜丸1丸。一日3次。

2.人参养荣丸。

【成分】白芍、白术、陈皮、当归、茯苓、甘草、黄芪、人参、肉桂、熟地黄、五味子、远志。

【功效】温补气血。

【主治】用于心脾不足，气血两亏，形瘦神疲，食少便溏，病后虚弱。

【用法用量】口服，一次1丸（9g），一日1—2次。

（十一）心肝血虚证

【症状】心慌，健忘，失眠多梦，眩晕耳鸣。常伴有面白无华，两目干涩，视物模糊，指甲不荣，肢体麻木，震颤拘挛，妇女月经量少，色淡，甚则闭经。

【常用中成药】
枣仁安神颗粒。

【成分】酸枣仁（炒）、丹参、五味子（醋炙）。

【功效】补心安神。

【主治】用于失眠、头晕、健忘。

【用法用量】开水冲服，一次1袋，一日1次，临睡前服用。

（十二）瘀血阻窍

【症状】眩晕，头痛，痛有定处。常伴有健忘，失眠，心慌，精神不振，耳鸣耳聋，面唇紫暗，舌有瘀点或瘀斑。

【常用中成药】

1.脑血栓片。

【成分】红花、当归、水蛭（制）、赤芍、桃仁、川芎、丹参、土鳖虫、羚羊角、牛黄。

【功效】活血化瘀，醒脑通络，潜阳熄风。

【主治】本品主要用于因瘀血、肝阳上亢出现之中风先兆，如肢体麻木、头晕目眩等和脑血栓形成出现的中风不语、口眼歪斜、半身不遂等症，具有预防和治疗作用

【用法用量】口服，一次2片，一日3次。

2.乐脉颗粒

【成分】丹参、川芎、赤芍、红花、香附、木香、山楂

【功效】行气活血、化瘀通脉

【主治】用于气滞血瘀所致的头痛、眩晕、胸痛、心悸；冠心病、心绞痛、多发性脑梗死见上述征候者。

【用法用量】开水冲服，一次1—2袋，一日3次。

（十三）痰蒙神窍

【症状】眩晕，头重如裹，视物旋转，胸闷，恶心，或呕吐痰涎，食少，多寐。病情严重时常出现面色晦滞，表情淡漠，神志痴呆，嗜睡，甚或意识模糊，胡言乱语，烦躁不安，昏迷，或两目上视，肢体活动障碍，手足抽搐。

【常用中成药】

半夏天麻丸。

【成分】法半夏、天麻、黄芪（蜜炙）、人参、苍术（米泔炙）、白术（麸炒）、茯苓、陈皮、泽泻、六神曲（麸炒）、麦芽（炒）、黄柏。

【功效】健脾祛湿，化痰熄风。

【主治】用于脾虚湿盛、痰浊内阻所致的眩晕、头痛、如蒙如裹、胸脘满闷。

【用法用量】口服，一次6g（1袋），一日2—3次。

（十四）肝阳上亢证

【症状】头晕，头涨痛，耳鸣，面红目赤，多于恼怒后加重；或病情突然加重时眩晕欲仆，头摇而痛，颈项强直，四肢颤抖，语言障碍，手足麻木，步履不正；或突然昏倒，不省人事，口眼歪斜，半身不遂，失语；常伴有心慌，失眠多梦，口苦口干，急躁易怒，两肋部灼痛，腰膝酸软，头重脚轻，便秘，尿黄。

【常用中成药】

天麻钩藤颗粒。

【成分】天麻、钩藤、石决明、栀子、黄芩、牛膝、杜仲（盐制）、益母草、桑寄生、首乌藤、茯苓。

【功效】平肝熄风，清热安神。

【主治】用于肝阳上亢、高血压等所引起的头痛、眩晕、耳鸣、眼花、震颤、失眠；高血压见上述征候者。

【用法用量】开水冲服，一次5g（1袋），一日3次；或遵医嘱。

（十五）痰瘀阻窍证

【症状】半身不遂，口舌歪斜，语言障碍或失语。常伴有偏身麻木，头晕目眩，头痛，痰多黏稠，舌体胖大或舌色紫暗或有瘀点瘀斑。

【常用中成药】

华佗再造丸。

【成分】川芎、吴茱萸、冰片、马钱子粉等。

【功效】活血化瘀，化痰通络，行气止痛。

【主治】用于痰瘀阻络之中风恢复期和后遗症，症见半身不遂、拘挛麻木、口眼歪斜、言语不清。

【用法用量】口服，一次4—8g，一日2—3次；重症一次8—16克；或遵医嘱。

（十六）气虚血瘀证

【症状】半身不遂，口舌歪斜，口角流涎，语言障碍或失语。常伴有偏身麻木，面色㿠白，气短乏力，心慌，自汗，大便稀溏，手足肿胀。

【常用中成药】

血栓心脉宁胶囊。

【成分】川芎、槐花、丹参、水蛭、毛冬青、人工牛黄、人工麝香、人参茎叶总皂苷、冰片、蟾酥。

【功效】益气活血，开窍止痛。

【主治】本品用于气虚血瘀所致的中风、胸痹，症见头晕目眩、半身不遂、胸闷心痛、心悸气短；缺血性中风恢复期、冠心病心绞痛见上述征候者。

【用法用量】口服，一次4粒，一日3次。

（十七）肝血虚证

【症状】眩晕，耳鸣，面白无华，视力减退，指甲不荣，夜寐多梦。常伴有肢体麻木，关节拘急不利，手足震颤，肌肉跳动，妇女月经量少、色淡，甚则闭经。

【常用中成药】

同仁安神丸。

【成分】黄连、甘草、熟地黄、地黄、当归、黄芪、酸枣仁（炒）、龙齿、茯苓、柏子仁、远志（甘草炙）、朱砂。

【功效】养血益气，镇惊安神。

【主治】用于心血不足引起的心烦体倦，怔忡健忘，少眠多梦，心神不安。

【用法用量】睡前服，一次2丸，一日2次；或遵医嘱。

（十八）肝肾阴虚证

【症状】头晕目眩反复发作，耳鸣，健忘，失眠多梦。多伴有两目干涩，视力减退，咽干口燥，腰膝酸软，两肋部隐痛，五心烦热，颧红盗汗，男子遗精，女子经少。

【常用中成药】

杞菊地黄丸。

【成分】茯苓、枸杞子、菊花、牡丹皮、山药、山茱萸、熟地黄、泽泻。

【功效】滋肾养肝。

【主治】用于肝肾阴亏，眩晕耳鸣，羞明畏光，迎风流泪，视物昏花。

【用法用量】口服，一次9g，一日2次。

 ## 三 消化系统常见症候

（一）胃寒证

【症状】胃脘冷痛，轻则绵绵不愈，重则胃痛暴作，拘急剧痛，遇寒加剧，得温则减。常伴有口淡无味，不喜饮水，涎沫多，恶心呕吐，嗳气酸腐，胃脘胀闷，饮食喜热，四肢不温，大便稀溏，胃中水声漉漉。

【常用中成药】

香砂养胃丸。

【成分】木香、砂仁、白术、陈皮、茯苓、半夏（制）、醋香附、枳实（炒）、豆蔻（去壳）、姜厚朴、广藿香、甘草、生姜、大枣。

【功效】温中和胃。

【主治】用于胃阳不足、湿阻气滞所致的胃痛、痞满，症见胃痛隐隐、脘闷不舒、呕吐酸水、嘈杂不适、不思饮食、四肢倦怠。

【用法用量】口服，一次9g（1瓶），一日2次。

（二）胃热证

【症状】胃脘灼痛，痞满胀闷，按之尤甚，喜冷恶热，得凉则舒。常伴有反酸，多食易饥，口气重，咽干口苦，牙龈肿痛流血，心中烦热，两肋部胀痛，渴喜饮冷，身热汗出，心烦易怒，大便干结，小便短赤。

【常用中成药】

1.胃热清胶囊。

【成分】救必应、大黄、延胡索（醋制）、甘松、青黛、珍珠层粉、甘草。

【功效】清热理气，活血止痛。

【主治】用于郁热或兼有气滞血瘀所致的胃脘胀痛，有灼热感，痛势急迫，食入痛重，口干而苦，便秘易怒，舌红苔黄等症；胃及十二指肠溃疡见上述征候者。

【用法用量】口服，一次4粒，一日4次，6周为一疗程；或遵医嘱。

2.牛黄清胃丸。

【成分】人工牛黄、大黄、菊花、麦冬、薄荷、石膏、栀子、玄参、番泻叶、黄芩、甘草、桔梗、黄柏、连翘、牵牛子（炒）、枳实（沙烫）、冰片。

【功效】清胃泻火，润燥通便。

【主治】用于心胃火盛，头晕目眩，口舌生疮，牙龈肿痛，乳蛾咽痛，便秘尿赤。

【用法用量】口服，一次2丸，一日2次。

（三）饮食停滞证

【症状】胃脘或腹部胀闷，疼痛拒按，得食更甚，呃逆，反酸，或呕吐酸腐食物，吐后胀痛得减。常伴有不思饮食或厌食，矢气多，大便不畅，得矢气及便后稍舒，粪便酸腐臭秽，或伴有不消化食物。

【常用中成药】

1. 健胃消食片。

【成分】太子参、陈皮、山药、麦芽（炒）、山楂。

【功效】健胃消食。

【主治】用于脾胃虚弱所致的食积，症见不思饮食，嗳腐酸臭、脘腹胀满，消化不良见上述征候者。

【用法用量】口服，可以嚼服，成人一次3片，一日3次；小儿酌减。

2. 保和丸。

【成分】山楂、神曲、半夏、茯苓、陈皮、连翘、莱菔子。

【功效】消食，导滞，和胃。

【主治】用于食积停滞，脘腹胀满，嗳腐吞酸，不欲饮食。

【用法用量】口服，一次1—2丸，一日2次；小儿酌减。

（四）痰饮内阻证

【症状】胃脘或腹部胀闷不舒，恶心呕吐，呕吐物多为清水痰涎，不思饮食，口中黏腻不爽。常伴有头重如裹，头眩心慌，身重肢倦，小便不利，大便稀溏或肠鸣腹泻。

【常用中成药】

平胃丸。

【成分】苍术（炒）、厚朴（制）、陈皮、甘草（炙）、大枣、生姜。

【功效】燥湿健脾，宽胸消胀。

【主治】用于脾胃湿盛，不思饮食，脘腹胀满，恶心呕吐，吞酸嗳气。

【用法用量】口服，一次6g，一日2次，饭前服用。

（五）瘀血停滞证

【症状】胃脘或腹部疼痛，食后加剧，痛有定处，如针刺刀割，按之尤甚，夜间加重。常伴有吐血、黑便，或腹内肿块，舌质紫暗或有瘀斑。

三九胃泰颗粒。

【成分】三叉苦、九里香、两面针、木香、黄芩、茯苓、地黄、白芍。

【功效】清热燥湿，行气活血，柔肝止痛。

【主治】用于湿热内蕴、气滞血瘀所致的胃痛，症见脘腹隐痛、饱胀反酸、恶心呕吐、嘈杂纳减；浅表性胃炎见上述征候者。

【用法用量】开水冲服，一次1袋，一日2次。

（六）肝胃不和证

【症状】胃脘及两肋部胀闷疼痛，嗳气呃逆，嘈杂反酸，得嗳气、矢气则舒，遇烦恼郁怒则痛作或痛甚。常伴有心情抑郁或烦躁易怒，喜叹息，大便不畅。

【常用中成药】

1. 舒肝和胃丸。

【成分】香附（醋制）、白芍、佛手、木香、郁金、白术（炒）、陈皮、柴胡、广藿香、炙甘草、莱菔子、槟榔（炒焦）、乌药。

【功效】舒肝解郁，和胃止痛。

【主治】用于肝胃不和，两肋胀满，胃脘疼痛，食欲不振，呃逆呕吐，大便失调。

【用法用量】口服。一次水蜜丸9g，或大蜜丸2丸，或水丸6g，或小蜜丸12g。一日2次。

2. 左金丸。

【成分】黄连、吴茱萸。

【功效】泻火，疏肝，和胃，止痛。

【主治】用于肝火犯胃，脘胁疼痛，口苦嘈杂，呕吐酸水，不喜热饮。

【用法用量】口服，一次3—6克，一日2次。

（七）肝脾不调证

【症状】胸胁胀满窜痛，不欲食，腹胀，大便稀溏或先干后稀，每逢抑郁恼怒或情绪紧张之时，肠鸣矢气，腹痛欲泻，泻后痛减。常伴有喜太息，情志抑郁或急躁易怒。

【常用中成药】

舒肝健脾养胃丸。

【成分】党参、山药、赤芍、郁金等。

【功效】健脾和胃，疏肝理气。

【主治】用于肝郁脾虚证，见有胸胁胀满，纳呆脘闷，大便溏软。轻、中度慢性肝炎见上述征候者。

【用法用量】口服，一次 1—2 丸，一日 2—3 次。

（八）大肠湿热证

【症状】腹痛，下痢脓血，里急后重，或暴注下泻，或泻而不爽，大便色黄而臭，肛门灼热。常伴有小便短赤，身热口渴。

【常用中成药】

复方黄连素片。

【成分】盐酸小檗碱、木香、吴茱萸、白芍。

【功效】清热燥湿，行气止痛，止痢止泻。

【主治】用于大肠湿热，赤白下痢，里急后重或暴注下泻，肛门灼热；肠炎、痢疾见上述征候者。

【用法用量】口服，一次 4 片，一日 3 次。

（九）肠胃积热证

【症状】大便干结，常数日一行，腹胀腹痛，面红身热，口干口臭。常伴有口干咽燥，心烦不安，小便短赤。

【常用中成药】

麻仁润肠丸。

【成分】火麻仁、苦杏仁（炒）、大黄、木香、陈皮、白芍。

【功效】润肠通便。

【主治】用于肠胃积热，胸腹胀满，大便秘结。

【用法用量】口服，一次 1 — 2 丸，一日 2 次。

（十）胃阴虚证

【症状】胃脘隐痛，似饥而不欲食。常伴有呃逆，口干咽燥，口渴思饮，消瘦乏力，干呕，便秘。

【常用中成药】

养胃舒颗粒。

【成分】党参、陈皮、黄精（蒸）、山药、玄参、乌梅、山楂、北沙参、干姜、菟丝子、白术（炒）。

【功效】滋阴养胃。

【主治】用于慢性胃炎，胃脘灼热，隐隐作痛。

【用法用量】开水冲服，一次 1 — 2 袋，一日 2 次。

（十一）脾胃气虚证

【症状】胃脘痞闷、嘈杂时作时止，不思饮食，腹胀，饭后尤甚，吃油腻食物或饮食稍多，大便次数即明显增多，大便泄泻、稀溏，或粪质不干硬却排便困难，需努挣方出。常伴有口淡无味，恶心呕吐，体倦乏力，少气懒言，面色萎黄或㿠白，形体消瘦。

【常用中成药】

健脾丸。

【成分】党参、白术（炒）、陈皮、枳实（炒）、山楂（炒）、麦芽（炒）。

【功效】健脾开胃。

【主治】用于脾胃虚弱,脘腹胀满,食少便溏。

【用法用量】口服,一次8丸,一日3次。

(十二)脾阳虚证

【症状】腹痛隐隐,时作时止,喜温喜按,腹胀食少或泛吐清水,劳累、食冷或受凉后发作或加重,得食或休息后减轻。常伴有畏寒肢冷,手足不温,神疲乏力,肢体困重,周身浮肿,大便稀溏,小便不利,女子白带量多质稀。

【常用中成药】

附子理中丸。

【成分】白术、党参、附子、干姜、甘草。

【功效】温中健脾。

【主治】用于脾胃虚寒,脘腹冷痛,呕吐泄泻,手足不温。

【用法用量】口服,大蜜丸一次1丸,一日2—3次。

(十三)中气下陷证

【症状】脘腹重坠作胀,食后尤甚,或便意频数,肛门坠重;或久痢不止,甚或脱肛;或子宫下垂;或小便混浊如米泔。常伴有短气,乏力,肢体倦怠,声低懒言,头晕目眩。

【常用中成药】

补中益气丸。

【成分】白术、柴胡、陈皮、当归、党参、甘草、黄芪、升麻。

【功效】补中益气，升阳举陷。

【主治】用于脾胃虚弱、中气下陷所致的泻泄，症见体倦乏力、食少腹胀、便溏久泻、肛门下坠。

【用法用量】口服，一次9g，一日2—3次。

（十四）脾肾阳虚证

【症状】黎明之前腹痛泄泻，泻后即安，或腹痛绵绵，下利清谷，或大便排出困难，或小便不利，腰膝或下腹冷痛。常伴有面浮肢肿，腹胀如鼓，畏寒肢冷，腰膝酸软。

【常用中成药】

固本益肠片。

【成分】党参、炒白术、补骨脂、麸炒山药、黄芪、炮姜、酒当归、炒白芍、醋延胡索、煨木香、地榆碳、煅赤石脂、儿茶、炙甘草。

【功效】健脾温肾，涩肠止泻。

【主治】用于脾肾阳虚所致的泄泻，症见腹痛绵绵、大便清稀或有黏液及黏液血便，食少腹胀，腰酸乏力，形寒肢冷，舌淡苔白，脉虚；慢性肠炎见上述征候者。

【用法用量】口服，一次4片，一日3次。

四 泌尿生殖系统常见症候

（一）膀胱湿热证

【症状】尿频、尿急、尿痛，排尿艰涩，尿黄赤混浊或尿血，或有砂石。常伴有小腹胀痛，腰痛。

【常用中成药】

三金片。

【成分】金樱根、菝葜、羊开口、金沙藤、积雪草。

【功效】清热祛湿，利尿通淋，益肾。

【主治】用于下焦湿热所致的热淋、小便短赤、淋沥涩痛、尿急频数；急慢性肾盂肾炎、膀胱炎、尿路感染见上述征候者；慢性非细菌性前列腺炎肾虚湿热下注证。

【用法用量】口服，（1）慢性非细菌性前列腺炎：一次3片，一日3次。4周为一个疗程。（2）其他适应证：一次3片，一日3—4次。

（二）肾气不固证

【症状】小便频数清长，或尿后余沥不尽，或遗尿失禁，或夜尿频多。常伴有腰膝酸软，神疲乏力，耳鸣，男子滑精早泄，女子白带清稀，易胎动流产。

【常用中成药】

金匮肾气丸。

【成分】地黄、山药、山茱萸（酒炙）、茯苓、牡丹皮、泽泻、桂枝、附子（制）、牛膝（去头）、车前子（盐炙）。

【功效】温补肾阳，化气行水。

【主治】用于肾虚水肿，腰膝酸软，小便不利，畏寒肢冷。

【用法用量】口服，一次20粒（4g）—25粒（5g），一日2次。

（三）肾阳虚证

【症状】腰膝酸软而痛，畏寒肢冷，尤以下肢为甚，精神萎靡，神疲乏力。常伴有男子阳痿，女子宫寒不孕，大便久泄不止、完谷不化、五更泄泻，水肿，腹胀满。

【常用中成药】

桂附地黄丸。

【成分】肉桂、附子（制）、熟地黄、山茱萸（制）、牡丹皮、山药、茯苓、泽泻。

【功效】温补肾阳。

【主治】用于肾阳不足，腰膝酸冷，小便不利或反多，痰饮喘咳。

【用法用量】口服。水蜜丸一次30丸（6g），大蜜丸一次1丸，小蜜丸一次9g。一日2次。

（四）肾阴虚证

【症状】腰膝酸痛，眩晕耳鸣，失眠多梦。常伴有形体消瘦，潮热盗汗，五心烦热，咽干颧红，男子遗精早泄，女子经少经闭，小便色黄短少，便秘。

【常用中成药】

六味地黄丸。

【成分】熟地黄、山茱萸（制）、牡丹皮、山药、茯苓、泽泻。

【功效】滋阴补肾。

【主治】用于肾阴亏损，头晕耳鸣，腰膝酸软，骨蒸潮热，盗汗遗精。

【用法用量】口服。大蜜丸一次1丸，一日2次；浓缩丸一次8丸，一日3次。

（五）肾精不足证

【症状】男子精少不育，女子经闭不孕，性功能减退；小儿则发育迟缓，身材矮小，智力和动作迟钝，囟门迟闭，骨骼痿软。多伴有早衰，发脱齿摇，耳鸣耳聋，健忘恍惚，动作迟缓，足痿无力，精神呆钝。

【常用中成药】

补肾益精丸。

【成分】菟丝子（酒制）、女贞子、覆盆子、熟地黄、桑葚（黑）、肉苁蓉（酒制）、五味子（醋制）、墨旱莲。

【功效】滋肾填精，补髓养血。

【主治】用于肾精不足，头晕目眩，腰膝酸软，遗精梦泄。

【用法用量】口服，一次6g，一日2次。

五 神经、内分泌系统常见症候

（一）心火亢盛证

【症状】心中烦怒，夜寐不安，面赤口渴，尿黄便秘。常伴有心慌，口干舌燥，口舌生疮，肌肤疮疡，红肿热痛。

【常用中成药】

朱砂安神丸。

【成分】朱砂、黄连、地黄、当归、甘草。

【功效】清心养血，镇惊安神。

【主治】用于胸中烦热，心悸不宁，失眠多梦。

【用法用量】口服，一次9g，一日1—2次。

（二）肝气郁结证

【症状】胸胁或少腹胀闷窜痛，或咽部梅核气，或颈部瘿瘤，或症块。常伴有喜叹息，情志抑郁或易怒，妇女可见乳房胀痛，月经不调，甚则闭经。

【常用中成药】

1.逍遥丸。

【成分】柴胡、当归、白芍、白术（炒）、茯苓、薄荷、生姜、甘草（炙）。

【功效】疏肝健脾，养血调经。

【主治】用于肝郁脾虚所致的郁闷不舒、胸胁胀痛、头晕目眩、食欲减退、月经不调。

【用法用量】口服，一次1丸，一日2次。

2.解郁安神颗粒。

【成分】柴胡、大枣、石菖蒲、姜半夏、炒白术、浮小麦、远志（制）、炙甘草、炒栀子、百合、胆南星、郁金、龙齿、炒酸枣仁、茯苓、当归。

【功效】舒肝解郁，安神定志。

【主治】用于情志不舒，肝郁气滞等精神刺激所致的失眠、心烦、焦虑、健忘，更年期症候群。

【用法用量】用开水冲服，一次5g（一袋），一日2次。

（三）肝郁化火

【症状】急躁易怒，失眠多梦，甚至彻夜不眠。常伴有头晕头涨，目赤，耳鸣，口干而苦，尿黄，便秘。

【常用中成药】

丹栀逍遥丸。

【成分】牡丹皮、焦栀子、柴胡（酒制）、酒白芍、当归、茯苓、白术

（土炒）、薄荷、炙甘草、生姜。

【功效】舒肝解郁，清热调经。

【主治】用于肝郁化火，胸胁胀痛，烦闷急躁，颊赤口干，食欲不振或有潮热，以及妇女月经先期，经行不畅，乳房与少腹胀痛。

【用法用量】口服，一次6—9g，一日2次。

（四）肝阴虚证

【症状】头晕耳鸣，两目干涩，面部烘热，胁肋灼痛。常伴有五心烦热，潮热盗汗，口咽干燥，手足蠕动。

【常用中成药】

知柏地黄丸。

【成分】知母、黄柏、熟地黄、山茱萸（制）、牡丹皮、茯苓、泽泻、山药。

【功效】滋阴降火。

【主治】用于阴虚火旺，潮热盗汗，口干咽痛，耳鸣遗精，小便短赤。

【用法用量】口服，一次8丸，一日3次。

（五）心血虚证

【症状】心慌，失眠，多梦。常伴有眩晕，健忘，面色淡白无华或萎黄，口唇色淡。

【常用中成药】

1. 养血安神片。

【成分】地黄、合欢皮、鸡血藤、墨旱莲、首乌藤、熟地黄、仙鹤草。

【功效】滋阴养血，宁心安神。

【主治】用于阴虚血少，头眩心悸，失眠健忘。

【用法用量】口服，一次3片，一日3次。

2.夜宁颗粒。

【成分】合欢皮、甘草、首乌藤、大枣、女贞子、灵芝、浮小麦。

【功效】安神，养心。

【主治】用于神经衰弱，头昏失眠，血虚多梦。

【用法用量】开水冲服，一次20g，一日2次。

（六）心阴虚证

【症状】心慌，失眠，多梦。常伴有耳鸣，健忘，口干津少，五心烦热，潮热盗汗，两颧发红，腰酸足软。

【常用中成药】

天王补心丹。

【成分】丹参、当归、党参、石菖蒲、茯苓、五味子、麦冬、天冬、地黄、玄参、桔梗、远志、甘草、酸枣仁、朱砂。

【功效】滋阴养血，补心安神。

【主治】用于心阴不足，心悸健忘，失眠多梦，大便干燥。

【用法用量】口服，一次1丸，一日2次。

（七）心脾两虚证

【症状】多梦易醒，头晕目眩，心慌，健忘，食少。常伴有神疲乏力，四肢倦怠，面色少华，大便稀溏。

【常用中成药】

归脾丸。

【成分】党参、白术（炒）、炙黄芪、炙甘草、茯苓、远志（制）、酸枣仁（炒）、龙眼肉、当归、木香、大枣（去核）。

【功效】益气健脾，养血安神。

【主治】用于心脾两虚，气短心悸，失眠多梦，头昏头晕，肢倦乏力，食欲不振。

【用法用量】用温开水或生姜汤送服，水蜜丸一次6g，一日3次。

（八）心胆气虚证

【症状】失眠，心慌，多梦易醒，平素易受惊吓，内心忐忑。常伴有短气，自汗，倦怠乏力。

【常用中成药】

安神定志丸。

【成分】远志、石菖蒲、茯神、茯苓、朱砂、龙齿、党参。

【功效】宁心保神，益气镇惊。

【主治】用于治疗心悸、怔忡（病人自觉心中悸动、惊惕不安，甚则不能自主）、失眠、烦躁、惊狂等病证。

【用法用量】口服，水蜜丸一次6g，一日3次。

（九）髓海不足证

【症状】智能、记忆力或计算力明显减退。常伴有头晕耳鸣，倦怠思卧，齿枯发焦，腰酸骨软，步行艰难。

【常用中成药】

安神补脑液。

【成分】鹿茸、制何首乌、淫羊藿、干姜、甘草、大枣、维生素 B_1。

【功效】生精补髓，益气养血，强脑安神。

【主治】用于肾精不足、气血两亏所致的头晕、乏力、健忘、失眠，神经衰弱症见上述征候者。

【用法用量】口服，一次1支，一日2次。

（十）痰浊蒙窍证

【症状】痴呆，迟钝，智力衰退，哭笑无常，喃喃自语，或终日无语。常伴有眩晕，耳鸣，不思饮食，口苦呕恶，口多涎沫，脘腹痞满不适，头重如裹。

【常用中成药】

牛黄清心丸。

【成分】牛黄、当归、川芎、甘草、山药、黄芩、苦杏仁（炒）、大豆黄卷、大枣（去核）、白术（炒）、茯苓、桔梗、防风、柴胡、阿胶、干姜、白芍、人参、六神曲（炒）、肉桂、麦冬、白蔹、蒲黄（炒）、人工麝香、冰片、水牛角浓缩粉、羚羊角、朱砂、雄黄。

【功效】清心化痰，镇静祛风。

【主治】用于风痰阻窍所致的头晕目眩、痰涎壅盛，神志混乱、言语不清及惊风抽搐，癫痫。

【用法用量】口服，一次1丸，一日1次。

（十一）瘀血内阻证

【症状】表情迟钝，言语不利，善忘，易惊恐，思维异常，行为古怪。常伴有头痛，肌肤甲错粗糙，口干却不欲饮，双目暗晦，舌质暗或有瘀点瘀斑。

【常用中成药】

1.三七通舒胶囊。

【成分】人参三醇皂苷。

【功效】活血化瘀，活络通脉。

【主治】用于心脑血管栓塞性病症，主治中风、言语蹇涩、偏身麻木。

【用法用量】口服，一次1粒，一日3次，4周为一个疗程。

2.血塞通片。

【成分】三七总皂苷。

【功效】活血祛瘀，通脉活络。

【主治】用于脑路瘀阻，中风偏瘫，心脉瘀阻，胸痹心痛；脑血管病后遗症，冠心病心绞痛属上述征候者。

【用法用量】口服，一次1—2片（500—100mg），一日3次。

（十二）脾肾两虚证

【症状】表情呆滞，沉默寡言，记忆力减退，失认失算，口齿含糊，词不达意。常伴有气短懒言，肌肉萎缩，食少，口涎外溢，腰膝酸软，四肢不温，大便稀溏。

【常用中成药】

健脑补肾丸。

【成分】红参、鹿茸、狗鞭、肉桂、金牛草、炒牛蒡子、金樱子、杜仲炭、川牛膝、金银花、连翘、蝉蜕、山药、远志（制）、炒酸枣仁、砂仁、当归、龙归（煅）、煅牡蛎、茯苓、炒白术、桂枝、甘草、豆蔻、酒白芍。

【功效】健脑补肾，益气健脾，安神定志。

【主治】用于脾肾两虚所致的健忘、失眠、头晕目眩、耳鸣心悸、腰膝酸软。

【用法用量】用淡盐水或温开水送服，每次15丸，一日2次。

 六

妇科常见症候

（一）实寒证

【症状】经期错后，量少，经色紫黯，有血块，小腹冷痛拒按，得热痛减，畏寒肢冷，面色青白。

【常用中成药】

宫月舒胶囊。

【成分】肉桂、川芎、当归、延胡索、白芥子、三七、沉香。

【功效】温经散寒，活血止痛。

【主治】用于寒瘀证所致或经期小腹疼痛，经血量少，经行不畅，血色紫暗有块，块下痛减，乳房胀痛，四肢不温或畏寒，小腹发冷，带下量多，舌质黯或有瘀点，苔白，脉沉紧等症。适用于原发性痛经见上述诸症者。

【用法用量】口服，一次5粒，一日3次。月经前开始服药，服用15天，连用3个月经周期。

（二）实热证

【症状】经期提前，月经量多，色紫红，质稠。常伴有面色红赤，心胸烦闷，渴喜冷饮，心烦多梦，大便燥结，小便短赤。

【常用中成药】

四红丹。

【成分】当归、大黄、地榆炭、槐花炭、当归炭、大黄炭。

【功效】清热止血。

【主治】用于吐血、衄血、便血、妇女崩漏下血。

【用法用量】口服，一次1丸，一日2次。

（三）气滞证

【症状】经期不定，或经行不畅，量少，色黯红，有血块，胸胁、乳房、少腹胀痛。常伴有精神郁闷，时欲太息，嗳气食少，胸闷不舒，烦躁易怒；或小腹有包块，推之可移，时聚时散，痛无定处。

【常用中成药】

逍遥丸。

【成分】柴胡、当归、白芍、白术（炒）、茯苓、薄荷、生姜、甘草（炙）。

【功效】疏肝健脾，养血调经。

【主治】用于肝郁脾虚所致的郁闷不舒、胸胁胀痛、头晕目眩、食欲减退、月经不调。

【用法用量】口服，一次1丸，一日2次。

（四）血瘀证

【症状】月经延后或淋漓不断，色紫黯，质稠有血块，经行腹痛，面色晦暗，舌紫黯或有瘀点。常伴有肌肤粗糙少泽，口干不欲饮，或有腹部包块，积块坚硬，固定不移，疼痛拒按。

【常用中成药】

大黄䗪虫丸。

【成分】熟大黄、土鳖虫（炒）、水蛭（制）、虻虫（去翅足，炒）、蛴螬（炒）、干漆（煅）、桃仁、苦杏仁（炒）、黄芩、地黄、白芍、甘草。

【功效】活血破瘀，通经消症。

【主治】用于瘀血内停所致的症瘕、闭经，症见腹部肿块、肌肤甲错、面色黯黑、潮热羸瘦、经闭不行。

【用法用量】口服，一次3g，一日1—2次。

（五）气滞血瘀证

【症状】月经不畅或闭经，小腹胀痛拒按，精神抑郁，烦躁易怒，胸胁、乳房胀痛，嗳气叹息。

复方益母草膏。

【成分】益母草、当归、川芎、白芍、地黄、木香、蜂蜜。

【功效】调经养血，化瘀生新。

【主治】用于血瘀气滞引起的月经不调，行经腹痛，量少色暗。

【用法用量】口服，一次10—20g，一日2—3次。

（六）寒凝血瘀证

【症状】月经不畅或闭经，经血量少，色黯有块，小腹冷痛拒按，得热则痛缓。常伴有形寒肢冷，面色青白。

痛经宝颗粒。

【成分】红花、当归、肉桂、三棱、莪术、丹参、五灵脂、木香、延胡索（醋致）。

【功效】温经化瘀，理气止痛。

【主治】用于寒凝气滞血瘀，妇女痛经，少腹冷痛，月经不调，经色暗淡。

【用法用量】温开水冲服，一次1袋，一日2次。于月经前一周开始，持续至月经来3天后停服，连续服用3个月经周期。

（七）痰湿阻滞证

【症状】经期错后，月经量少，色淡，质黏，头晕体胖，心悸气短，脘闷恶心，带下量多。常伴有面浮肢肿，神疲乏力，心悸气短；或小腹有包块，按之不坚，或时作痛。

【常用中成药】

参苓白术颗粒。

【成分】人参、茯苓、白术（麸炒）、山药、白扁豆（炒）、莲子、薏苡仁（炒）、砂仁、桔梗、甘草。

【功效】健脾、益气。

【主治】用于体倦乏力，食少便溏。

【用法用量】开水冲服，一次1袋，一日3次。

（八）湿热蕴结证

【症状】经前或经期小腹灼痛拒按，月经量多或经期延长，经色紫红，质稠或有血块；带下量多，黄稠臭秽。常伴有阴部瘙痒灼痛，甚则溃烂流脓，胸闷心烦，口苦咽干，小便短赤。

【常用中成药】

1.妇炎康复片。

【成分】败酱草、薏苡仁、川楝子、柴胡、陈皮、黄芩、赤芍。

【功效】清热利湿，化瘀止痛。

【主治】用于湿热瘀阻所致妇女带下，色黄质黏稠或如豆渣状，气臭，少腹、腰骶疼痛。

【用法用量】口服，一次5片，一日3次。

2.百草妇炎清栓。

【成分】苦参、百部、蛇床子、紫珠叶、仙鹤草、白矾、冰片、樟脑、硼酸。

【功效】清热解毒，杀虫止痒，祛瘀收敛。

【主治】用于宫颈糜烂，霉菌性、细菌性、滴虫性阴道炎。

【用法用量】阴道给药，一次1粒，一日1次；6天为一个疗程。

（九）阴虚血热证

【症状】经期提前，月经量少，色红质稠，咽干口燥，潮热颧红，手足心热，大便燥结。

【常用中成药】

知柏地黄丸。

【成分】熟地黄、山茱萸（制）、山药、牡丹皮、茯苓、泽泻、知母、黄柏。

【功效】滋阴降火。

【主治】用于阴虚火旺，潮热盗汗，口干咽痛，小便短赤。

【用法用量】口服，一次8丸，一日3次。

（十）肝郁化热证

【症状】经期提前，经色紫红，质稠有块，经前乳房、胸胁、少腹胀痛，烦躁易怒，口苦咽干。

【常用中成药】

丹栀逍遥丸。

【成分】牡丹皮、焦栀子、柴胡（酒制）、酒白芍、当归、茯苓、白术（土炒）、薄荷、炙甘草、生姜。

【功效】舒肝解郁，清热调经。

【主治】用于肝郁化火，胸胁胀痛，烦闷急躁，颊赤口干，食欲不振或有潮热，以及妇女月经先期，经行不畅，乳房与少腹胀痛。

【用法用量】口服，一次6—9g，一日2次。

（十一）气虚证

【症状】月经量多，经期延长，血色淡红，质清稀，面色㿠白，神疲体倦，气短懒言，小腹空坠不适。

【常用中成药】

气血双补丸。

【成分】黄芪、何首乌（酒炙）、白芍、白术（麸炒）、当归、党参、川芎、甘草、熟地黄、女贞子（酒炙）、丹参。

【功效】补气养血。

【主治】用于气虚血亏引起的少气懒言，语言低微，面色萎黄，四肢无力，形体消瘦，经血不调。

【用法用量】口服，一次9g，一日2次。

（十二）血虚证

【症状】经期延后或闭经，经来量少，不日即净，或点滴即止，色淡质稀，面色苍白或萎黄，头晕眼花，心悸失眠，少寐多梦，小腹空痛，皮肤不润。

【常用中成药】

1. 八珍益母丸。

【成分】益母草、党参、白术、茯苓、甘草、当归、白芍（酒炒）、川芎、熟地黄。

【功效】补气血，调月经。

【主治】妇女气血两虚，体弱无力，月经不调。

【用法用量】口服，一次1丸，一日2次。

2. 乌鸡白凤丸。

【成分】乌鸡（去毛爪肠）、鹿角胶、鳖甲（制）、牡蛎（煅）、桑螵蛸、人参、黄芪、当归、白芍、香附（醋制）、天冬、甘草、地黄、熟地黄、川芎、银柴胡、丹参、山药、芡实（炒）、鹿角霜、蜂蜜。

【功效】补气养血，调经止带。

【主治】用于气血两虚，身体瘦弱，腰膝酸软，月经不调，带下。

【用法用量】口服。一次6g（1袋），一日2次。

（十三）气血两虚证

【症状】经期或经后小腹隐痛喜按，月经量少，色淡质稀，神疲乏力，头晕心悸，失眠多梦，面色苍白。

【常用中成药】

参茸白凤丸。

【成分】人参、鹿茸（酒制）、党参（炙）、酒当归、熟地黄、黄芪（酒制）、酒白芍、川芎（酒制）、延胡索（制）、葫芦巴（盐炙）、酒续断、白术（制）、香附（制）、砂仁、益母草（酒制）、酒黄芩、桑寄生（蒸）、炙甘草。辅料为炼蜜（或果葡糖浆）。

【功效】益气补血，调经。

【主治】用于气血不足，月经不调，经期腹痛。

【用法用量】口服，水蜜丸一次6g，或大蜜丸一次1丸，一日1次。

（十四）肾阳虚证

【症状】月经初潮来迟，经期不定，月经量少，或渐至闭经，血色淡黯，质清稀，经期或经后小腹隐隐作痛，喜温喜按，头晕耳鸣，畏寒肢冷，腰酸腿软，甚或腰痛如折，小便频数，夜尿多，大便溏薄，带下清稀，性欲淡漠，面色晦暗或有黯斑。

千金止带丸。

【成分】党参、炒白术、当归、白芍、川芎、醋香附、木香、砂仁、小茴香（盐炒）、醋延胡索、盐杜仲、续断、盐补骨脂、鸡冠花、青黛、椿皮（炒）、煅牡蛎。

【功效】健脾补肾，调经止带。

【主治】用于脾肾两虚所致的月经不调、带下病，症见月经先后不定期、量多、色淡无块，或带下量多、色白清稀、神疲乏力、腰膝酸软。

【用法用量】口服，一次6—9g，一日2—3次。

（十五）肾阴虚证

【症状】经期紊乱，量少或多，经色鲜红，头晕耳鸣，腰膝酸软，手足心热，甚则潮热盗汗，五心烦热，失眠多梦，颧红唇赤，皮肤瘙痒。

【常用中成药】

女金丹丸。

【成分】当归、白芍（酒炙）、川芎、熟地黄、益母草、阿胶（烫珠）、延胡索（醋炙）、三七（熟）、朱砂、肉桂、党参、炙黄芪等。

【功效】补肾养血、调经止带。

【主治】用于肾亏血虚引起的月经不调，带下量多，腰腿酸软，小腹疼痛。

【用法用量】口服，一次5g（10丸），一日2次。

（十六）脾虚证

【症状】经期提前，月经量多，色淡质稀，带下量多，色白或淡黄，质稀薄，无臭气，绵绵不断，神疲肢倦，气短懒言，脘腹胀满，食少便溏。

【常用中成药】

八珍丸。

【成分】白芍、白术、川芎、当归、党参、蜂蜜、茯苓、甘草、熟地黄。

【功效】补气益血。

【主治】用于气血两虚，面色萎黄，四肢乏力。

【用法用量】口服，一次8丸，一日3次。

第 九 章

正确服用中药相关知识

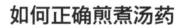

如何正确煎煮汤药

　　中药汤剂是中医最常使用的一种剂型，因为它吸收快，易发挥疗效，便于加减应用，所以能全面、灵活地适应各种病症；但是如果煎法不当，服药方法不科学，也会影响药物的疗效。目前基本所有的医院、诊所只要有中药销售，就有汤药的代煎服务，极大地方便了患者。但如果自己有时间、能自理，不妨自己居家煎煮。为了充分发挥中药汤剂的治疗作用，避免不良反应的发生，下面对煎煮汤药的注意事项做一介绍。

（一）煎药器皿如何选取

　　煎药时最好用陶器、砂锅，搪瓷器皿、不锈钢也可；忌用铝锅、铁锅、铜锅、带油垢的锅及其他金属器皿。因为油垢中可能含有致癌物，会对人体健康造成危害；铁器可能会和汤药中的鞣质、生物碱、蒽醌类等成分发生化学反应，服后对人体产生不良影响。

（二）中药材是否需要清洗

大多数中药饮片在出售前都经过了加工炮制，煎煮之前无须清洗。如果看到草药粘有少许泥沙，也可以用水迅速漂洗一下，但切忌浸洗，以免一些水溶性成分丢失，或者导致一些细小种子类的药材被冲走流失，造成药量不准而影响整副汤药的疗效。

（三）煎药前是否需要浸泡

煎煮前需用凉水浸泡药材，夏季天气炎热可浸泡 30—60 min，冬季天气寒冷可浸泡 60—120 min。冬季也可以用 20 ℃—30 ℃的温水浸泡 30—60 min，以缩短煎煮时间。但切不可用开水浸泡，这样不利于某些药物的有效成分析出。

（四）煎药所需要的水量

煎煮中药应以水面浸过药材面 2—3 cm 为佳，或者用手轻轻摁住药材，水面刚好漫过手背。通常一些花草类的药物吸水量较大，在浸泡 0.5 h 后如果水位下降，可以另加凉水至上述标准水位，再开始煎煮。

（五）正确掌握煎药的火候

煎药时在药液未沸前宜用急火，沸后改用文火，以防药液很快熬干，药物中的有效成分未能溶解出来而影响药效。煎熬过程中最好可以搅拌几次，让药液充分煎好煎透。

（六）正确掌握煎药时间

1. 治疗外感性疾病的解表类药物，煎煮时间不要太长，头煎时可以多放一些水，沸后再煎煮 20 — 30 min 即可，不用再二煎、三煎。治疗慢性疾病的补益类中药宜慢火久煎，头煎沸后再煎煮 40 — 60 min，二煎、三煎沸后再煎煮 15 — 20 min。

2. 一服中药在煎煮两次后，所含有效成分已大为降低，所以以煎煮两遍为佳。但是一些滋补类的中药，和一些药量较大的处方，也可以煎煮三遍。

3. 在处方中注明"先煎""后下""烊化""冲服""包煎"的药物要特别注意区别，"先煎"的药物如龙骨、牡蛎等，需先煎 10 — 15 min，再加入其他药物；"后下"的药物如砂仁、大黄等，只需要在最后一次煎煮结束之前，把药物放入器皿中煎煮 3 — 5 min 即可；"烊化"的药物如阿胶、鹿角胶等，应用煎好的药液或热水溶化；"冲服"的中药如三七粉、冰片、芒硝等，可用煎好的药液送服；"包煎"的药物如旋复花、车前子等，宜用布包好再放入锅内同煎。

4. 一些贵重中药，如人参、西洋参、冬虫夏草、灵芝等，应另煎或研末冲服。

（七）药液容量

每煎大约可以倒出药液200－300 mL，混合后分次服用，如果有条件也可以把煎好的药液用筛子过滤。切忌服用煎煳的中药。天气炎热或室内温度高时，煎好的中药如果需要长时间放置，需在冰箱中冷藏。

 # 二 如何服用中药

（一）一般性疾病

多采用每日1剂，每剂2次（早、晚）或3次（早、中、晚），饭后60 min 服用为佳。

（二）特殊性疾病

1. 病情急重者，可每隔4 h 左右服药1次，昼夜不停，使药力持续。

2. 应用发汗药、泻下药时，如药力较强，服药应适可而止。一般以出汗、轻中度腹泻为度，不必把药物全部喝完，以免大量出汗、严重腹泻，损伤正气。

3. 呕吐患者服药宜小量多次服用，这样可以减少药物对胃的刺激，不

147

至于药入即吐。如果没有特殊医嘱，煎好的中药最好当天服用。

（三）特殊性药剂

1.峻下逐水药应晨起空腹服药，不仅有利于药物迅速入胃肠发挥作用，且可避免晚间频频起床影响睡眠。

2.驱虫药、攻下药及其他治疗胃肠道疾病的药物，宜饭前30—60 min服用，有利于药物的消化吸收。

3.对胃肠道有刺激性的药物以及消食药，宜饭后30—60 min服用，以利于充分发挥药效。

4.安神药治疗失眠，缓下剂治疗便秘，涩精止遗药治疗遗精，宜在睡前30—60 min服药。

 三 常见问题解答

1.中药服用多长时间合适？

服用中药时间的长短，应根据患者病情变化，以及患者对中药的耐受程度等多种因素来综合考虑。短的可服用几天，如病情较轻的外感类疾病；长的可服几年，如慢性疾病康复期服用一些补益类中药，有利于防止复发。何时停药，应根据患者的自身感受，以及中医医师诊察后对病情做出的判断来决定。

2. 中药能否与西药同时服用？

目前对于西药与中药汤剂、中成药之间的复杂关系还很难确定。为使药物可以充分吸收，不造成拮抗或者严重不良反应，服用中药、西药的时间应间隔 1 — 2 h。

3. 能否用饮料、茶水、牛奶、豆浆等送服中药？

正确的方法应用温开水送服中药。用饮料、茶水等液体服用中药，其中含有的化学物质可能会和中药里含有的某些成分发生化学反应，从而降低或影响药效。

4. 中药有没有毒副作用？

虽然中药相比于西药，毒副作用要小很多；但是"是药三分毒"，用药不当、炮制煎煮不当或误服等，也会造成严重后果。如雷公藤、木防己、关木通、细辛、草乌、牵牛子长期应用或过量服用，会导致肾毒性反应；何首乌炮制不当，会导致肝毒性反应；长期大量服用甘草，会导致水肿。

5. 服用中药有哪些注意事项？

（1）服药期间应忌烟酒，忌食辛、辣、油、腻等食物。

（2）小儿、孕妇或老年人服药应谨慎，需遵医嘱。

（3）中药应放置在避光、阴凉干燥处保存。包装袋打开后应尽快服用，避免长时间放置受潮发霉。

第 十 章

慢性病患者
延续性健康管理服务内容

延续性健康管理服务内容

　　根据郭晶的研究，可确定慢性病患者延续性健康管理服务的内容，一般服务项目为19项，其中一般护理服务项目15项，另外4项为检验、检查项目。特殊服务项目为17项（后将具体介绍），其中特殊护理服务项目6项，居家用药咨询服务3项，居家营养服务3项，居家康复服务5项。

二 延续性健康管理服务收费标准

根据北京市公布的价格标准，主管护师上门服务费为20元/次，护师、护士为10元/次。"护士上门服务费"的基本医疗保险和工伤保险报销均为丙类。

有研究显示，从职称分析，薪酬满意度均为中等偏下水平，其中高级职称的社区医务人员满意度较低，相比于其他行业，该类职称员工薪酬一般较高，从而感到极大的外部不公平感，导致满意度较低；中级职称薪酬满意度次之，一方面薪酬较低，另一方面绩效工资分配的公平性尚未体现，而初级职称满意度相对较高。从岗位分析，社区医生的薪酬满意度较低，随着社区"守门人"作用的发挥，社区作为常见病和慢性病的主要场所，加之政策积极引导，诊室人满为患，医生的工作量逐步变大，劳动强度较大，可能薪酬尚未跟上，导致医生的薪酬满意度较低。护士工作量大，但相对于医生而言，工作难度较低，对薪酬期望也相对较小。

1.建立家庭诊疗服务医护人员合理的薪酬核定标准，提高其工资水平，提升外部公平性。

在基本工资方面，根据劳动和社会保障部的《最低工资规定》原则，确定基本工资标准应参考当地就业者及其赡养人口的最低生活费用、城镇居民消费价格指数、职工个人缴纳的社会保险和住房公积金、职工平均工资、经济发展水平和就业状况等因素。使用市场均衡价格作为薪酬的参考，效仿国内外医护人员薪酬定价经验，基本工资总额可在对人力市场进行调查后使用百分位法或倍数法确定，财政补贴不足的部分由医院支付，百分位法是参照同类职业基本工资的75百分位左右确定，倍数法是按照社会事业单位平均基本工资的3—5倍确定。在绩效工资方面，可适当参考当地公务员和事业单位的平均工资水平，合理提高工资标准，对于差额补助的卫生机构可借鉴医疗机构基本情况和收支情况调查表中的有关收入和支出指标，把医疗机构经济效益（收入—支出的70％）作为工资可分配额基数。

2.建立科学规范的绩效考核体系以体现内部分配公平性，尤其是指标和权重设置过程的公平性，同时注重绩效监督。

在增加投入的基础上明确绩效考核的目的，完善绩效考核制度，考虑到薪酬分配的合理性及公平性，尤其是职称和年龄较高的医务人员，以个人的岗位技术、岗位职责、工作内容、工作强度及风险因素等为评价要素来制订薪酬分配方案，实现按劳分配、多劳多得，体现各类医务人员的工资差距，将投入部分合理转化成人员收入待遇。

3.注重物质激励与非物质激励相结合。

依据需求层次理论，人不仅关注基本的生理和安全的需要，也关注自己是否受到尊重和自我实现，因此在确定合理薪酬水平的基础上，关注家庭诊疗医务人员的个人发展。个人发展是基层医疗机构除收入待遇外最注重的激励因素，应加以完善。一方面，应对家庭诊疗医务人员加强培训，随着家庭诊疗服务的深入开展，对医务人员的技能有一定的要求和提高。此外注重理论与实践相结合，鼓励医务人员到医院进修学习，以提升其医疗技术水平，不仅满足个人能力的提升，还可获得患者的满意，受人尊重的需求也得到了满足。另一方面，对家庭诊疗医务人员的职称晋升政策予以倾斜，放宽对医务人员的评审条件，注重基本医疗服务和公共卫生服务能力，同时明确晋升渠道和标准，使家庭诊疗医务人员清楚努力的方向，发挥职位晋升的激励作用。

第 十 一 章

信息化时代下慢性病患者
延续性健康管理浅谈

一 延续性健康管理内容

延续性健康管理服务的内容，包括定期和不定期健康咨询、健康体检与检测、健康教育、健康危险因素干预、健康信息管理（即建立动态的健康电子档案）等。

二 延续性健康管理服务方式

可以预约患者到医院、社区卫生服务中心、诊所等门诊就诊，医护人员通过电话追踪就诊者进行随访，医护人员入户进行家庭访视。

 延续性健康管理具体实施方案

比如：对第一次发现收缩压 ≥ 140 mmHg 和（或）舒张压 ≥ 90 mmHg 的居民，在去除可能引起血压升高的因素后预约其复查；对于确诊的原发性高血压、糖尿病患者建立健康档案。健康档案的内容，除了患者的基本信息之外，还应包括疾病初次确诊时间和确诊机构、既往主要症状、既往治疗情况、最近治疗情况和治疗效果等内容，为后续的治疗、用药等提供准确的依据。慢性病患者的健康管理中，做好规律的随访很重要，动态测量核心指标并评价是否存在危急症状，如对糖尿病患者的随访内容有测量血糖、体重、心率，计算体质指数 [BMI 值 = 体重（kg）/ 身高^2（m^2）]。询问患者症状和生活方式：心脑血管疾病、吸烟、饮酒、运动、摄盐情况、糖尿病、主食摄入等，了解患者的用药情况，做好健康教育。

四 "上门护理"的项目范围，服务规范要求及收费标准的思考

根据郭晶的研究，可确定慢性病患者延续性健康管理服务内容如下。

（一）一般服务项目为 19 项

1. 一般护理服务项目 15 项，包括小量注射（如肌肉注射、皮下注射），吸痰、体位引流，雾化吸入，被动性关节运动，深静脉置管护理，小换药，普通导尿（一次性导尿），更换引流袋，一般尿管护理，口腔护理，一般灌肠，一般身体检查，一般护理指导，物理降温，会阴冲洗。

2. 另外 4 项为检验、检查项目，如血糖监测等。

（二）特殊服务项目为 17 项

1. 特殊护理服务项目 6 项，包括气管切开护理（气管切开套管的护理或更换气管切开内套管），留置导尿管护理（留置导尿或膀胱引流管），留置鼻胃管护理（胃管插入、更换胃管），膀胱冲洗，压力性损伤伤口护理，造口护理等。

2. 居家用药咨询服务 3 项，包括用药评估与咨询，检查药物治疗合理性，提供服药安全指导。

3.居家营养服务3项，包括确定案例营养状况进行评估，针对案例身体状况、疾病种类、饮食习惯等设计饮食计划，管饲饮食制作。

4.居家康复服务5项，包括案例康复需求评估，居家环境评估，提供适宜环境改造计划，训练与指导失能老年人走路、站立、移位、穿脱衣服、进食等康复保健活动，训练与指导失能老年人关节运动、肌力训练、平衡训练等物理治疗康复保健活动，其他针对特殊疾病所进行的康复活动。

此外，还有产后催乳、常规产后体检、小儿推拿等。

（三）"上门护理"服务过程中的注意事项

为了保证在居家诊疗过程中"上门护理"的护患双方安全，一些服务项目应该遵守规范和要求。

1.药物注射时患者应注意的事项。

（1）肌肉注射以及皮下注射时，需要提供正规医疗机构出具的有效期内注射单，或者医生处方照片、注射药品照片（能清晰辨别药品名称）。

（2）第一次注射必须在实体医疗机构完成。

2."上门护理"服务的护士应该注意的事项。

（1）网约护士必须是在卫生行政部门注册，在实体医疗机构执业工作的。

（2）应有临床护理工作5年以上，具备护师职称者。

（3）采取自愿报名，医院考核通过者，才能从事"上门护理"服务。

（四）"上门护理"服务收费标准的思考

通过对有"上门护理"经历的"网约护士"的访谈和调研，我们得知目前居家诊疗的患者以老年慢性疾病者居多，绝大多数患者长期卧床，行动不便，疾病缠身，子女不在身边，就医困难。随着我国人口老龄化的来临，失能、半失能、高龄、空巢老人增多，对养老服务的需求激增。目前，我国的居家养老服务还处于起步发展阶段，居家养老服务水平不高、规模不大、基础设施薄弱、缺乏统一的运作标准、社会影响力不足等，不能满足日益增加的养老服务需求。尽管我们提出了较多的养老服务内容和项目，但实际上社区所服务的项目还较少，服务面窄，除了负责老年人日间照料活动外，绝大多数无力为老年人提供所需要的康复护理服务，更谈不上心理慰藉、患病治疗等；而最需要服务的群体正是这些身体不能自理的老年人。

再就是孕妇尤其是保胎者比较常见。这些患者需要长期的医疗护理服务。而目前"上门护理"的收费未纳入医保，全部需要患者自费，这就意味着有一笔不少的开支。

作为专业护士，为居家诊疗者以及家属提供方便，满足他们的专业诊疗需求，同时也体现自我价值和取得成就感。"上门护理"包含了时间、体力、精力、专业技能、交通、安全等等的成本。目前"上门护理"的收费标准无法与当今社会经济状况接轨，也无法体现服务成本；并且目前我国护士是处于缺编现象，各级医疗机构护理人员人手不足，日常工作量都处于饱和状态，所以"上门护理"这项工作更需要有相应完善的制约条件和保障制度，来保证工作质量、人身安全等。需要相应的医保政策、保险公司共同参与，保证合理收费，体现护士的工作质量和价值；落实患者满意的专业服务，实现助力健康中国的目标。

五 居家诊疗安全隐患和风险分析

（一）主体资质的合法性

医护人员作为提供家庭诊疗服务的主体，需要明确以下问题：一是对医护人员的隶属单位（即服务载体）做出明确规定。原卫生部出台的《城市社区卫生服务体系机构管理办法（试行）》和《城市社区卫生服务中心（站）基本标准》规定，社区卫生服务中心机构应当提供家庭出诊、家庭护理、家庭病床等上门服务。从机构定位而言，社区卫生服务中心是为居民提供方便、经济、连续、周到、人性化的医疗卫生服务主要载体，因此社区卫生服务中心的医护人员开展居家诊疗服务具有现实的可行性和合理性。二是解决医护人员执业地点与法律规定不一致的问题。《中华人民共和国执业医师法》第十四条规定，医师经注册后，可以在医疗、预防、保健机构中按照注册的执业地点、执业类别、执业范围执业，从事相应的医疗、预防、保健业务。根据《医师执业注册暂行办法》，执业地点是指医师执业的医疗、预防、保健机构及其登记注册的地址。《护士执业注册管理办法》第二条规定，护士经执业注册取得护士执业证书后，方可按照注册的执业地点从事护理工作。而居家诊疗服务顾名思义，是指在患者的家中开展的诊疗行为，显然与医师、护士注册的执业地点即医疗机构所在地不一致。三是明确医护人员的资质要求。居家诊疗服务面对不确定、充满风险的环境，对医护人员的专业知识和能力有着较高的要求。如上海市《家庭病床服务规范》规定："从事家庭病床工作的医生、护士，应具有注册执业医师和注册护士资质，并具有2年以上临床工作经历，能独立工作"；《广州市社区卫生家庭病床服务管理规范（试行）》进一步明确了执业范围，规定"从事家庭病床服务的医护人员，应取得法定执业资格；医师应具有在医疗机构从事临床工作3年以上的工作经历，且执业范围应注册为全科医学专业；社区护士应具有在医疗机构从事护理工作5年以上的工作经历"。可见，开展居家诊疗服务的医护人员必须具有更高的资质，有关方面应该对其执业类别、学历经验等方面做出具体规定，以防范医学风险，保障医疗服务质量。

（二）服务项目的边界性

由于家庭诊疗服务受到家庭环境、照顾者的技能以及患者本身健康状况等诸多因素影响，故具有较高的感染控制风险。在美国，疾病预防中心统计数据显示，年均200万人次的感染中，有34万人次因接受家庭诊疗服务而感染。因此，家庭诊疗服务项目边界的确定，需要兼顾服务便捷性和医疗风险控制的平衡。一方面，随着医疗技术的不断进步，越来越多的医疗服务项目可以在家中完成，有利于有效评估入院需求、控制医疗费用、减轻家庭照护负担；另一方面，家庭诊疗服务的治疗、护理环境相对简单，不具备抢救设施及特殊检查和特殊治疗的条件，且家庭诊疗服务频率和时间有限，医疗服务项目的开展必然应受到严格的限制。此外，服务项目的确定需与法律法规要求相符合。比如根据《处方管理办法》第八条规定，经注册的执业医师在执业地点取得相应的处方权。目前医师在患者家中开具医疗处方方面存在合法性问题，也限定了家庭诊疗服务项目内容。故建议在医护人员开展家庭诊疗服务中，在保障安全有效的前提下，逐步扩展服务项目，寻求成本效果最大化。

（三）内外环境的未知性

医疗环境对医疗服务质量有着重要作用。家庭诊疗服务环境特殊，家庭环境区别于医院，具有极大的未知性和差异性。家庭诊疗服务环境分为内环境和外环境。内环境包括家庭硬件和软件情况。硬件是指患者家庭的空间大小、洁净程度，甚至灯光照明等因素，这些都可能影响到医疗服务的提供；软件是指患者及其家人的相关知识和态度。相比在医疗机构，在家接受治疗服务的患者及其家人更具有主动性和权力感，医护人员在沟通和服务过程中可能会处于被动地位。若患者病情较重，医护人员可能要面对暴躁的或情绪化的患者和家属。外环境是指交通环境和邻里环境等家庭外部条件。医护人员提供上门服务，需要在路途上花费时间和精力，存在长距离驾车、长时间等待公共交通、雨天路滑等诸多因素困扰；还可能会遇到不安全的邻里环境，如邻居饲养宠物、不安全的楼梯等，会对医护人员的个人安全带来威胁，影响医疗服务的提供。

（四）医疗风险的责任分担

医护人员提供家庭诊疗服务旨在方便患者就医，但由于客观条件的限制，服务实施过程中必然存在较大的医疗风险。有研究指出，接受家庭诊疗服务的患者中约有13.0％的人经历过1次医疗安全不良事件，其中20.0％—33.0％的人经历过药物问题或药物不良反应。而医护人员也存在职业暴露或损伤的潜在威胁，约35.0％的护士和6.4％的助理护士在家庭诊疗服务中至少经历过1次锐器损伤；另外，血液和体液暴露分别占15.1％和6.7％。可见，在家庭诊疗服务中医患双方的权益都需要受到合理保障。一方面，目前家庭诊疗服务相关法规制度还不健全，不仅缺乏整体法律设计，而且已有法律法规中未涵盖相应内容。比如，如何正确处置家庭产生的医疗废物、开展家庭环境消毒灭菌问题，已有的《医疗废物管理条例》《消毒管理办法》等法规主要针对医疗机构，对患者家庭这一特殊环境缺乏针对性的规定。另一方面，由于家庭诊疗产生的感染事件、不良反应事件无标准定义，缺少系统检测和记录，不利于学习和改进，对今后的预防也难以产生指导和借鉴作用。

参考文献

[1] 郭晶，张玲芝，袁亚琴，等．医养结合居家医护服务体系的构建与管理 [J]. 中华护理杂志，2018，53（7）：773-777.

[2] 孟亚苹．基于公平视角社区医务人员薪酬的研究 [D]. 北京：北京中医药大学，2018.

[3] 李力，王辰，陈瑶．公立医院医务人员薪酬外部公平的宏观困境 [J]. 中国医院管理，2014，34（5）：42-44.

[4] 成诗晨．完善内部薪酬分配模式优化固定薪酬与绩效浮动薪酬的分配比例 [J]. 涟钢科技与管理，2006（3）：53-55.

[5] 陈开红，杨桦，陶丽丽．北京市朝阳区社区卫生服务机构绩效考核的实践与思考 [J]. 中国全科医学，2009，12（23）：2187-2188.

[6] 唐福林.风湿免疫科医师效率手册 [M].北京:北京协和医科大学出版社,2001:156-159.

[7] 中华人民共和国国务院.医疗废物管理条例 [S]. 2003-6-7.

[8] 梁旭彤.胰岛素注射液启封后使用时间的探讨 [J].护士进修杂志,2003,12(18):12.

[9] 成诗晨.完善内部薪酬分配模式优化固定薪酬与绩效浮动薪酬的分配比例 [J].涟钢科技与管理,2006(3):53-55.

[10] 孙平.家庭病床的法律问题探讨 [J].中国全科医学，2007,10(21):1841-1842.

[11] 李端.药理学 [M].北京:人民卫生出版社,2007:798.

[12]张鹤,高峻,张俊蕾,等.糖尿病患者居家医疗废物处置现状调查及分析[J].中国护理管理,2010,10(6):55.

[13]杨程,卢滇楠,张敏莲,等.分子动力学模拟二硫键对胰岛素构象稳定性的影响[J].化工学报,2010(4):929-934.

[14]邓乔丹,潘华峰,江启煜,等.医疗废弃物与健康管理现状研究的启示与分析[J].中国卫生事业管理,2011,28(2):122-123.

[15]高裕慧,郭文娟.居家治疗患者家庭中医疗废弃物处理问题的探讨与研究[J].中国实用医药,2012,7(29):259.

[16]李佳.包头市青山区糖尿病患者调查及社区糖尿病患者管理的现状[D].呼和浩特:内蒙古大学,2012.

[17]张海燕,张耀虹,乔珍珍.腹膜透析患者居家医疗废物处置情况调查研究[J].中国血液净化,2013,12(9):512.

[18]王玲.糖尿病患者利器类医疗废物的自家管理[J].长江大学学报(自然科学版),2011,8(9):199-200.

[19]陈启明,何春平.高血压300例患者的全科诊疗分析[J].深圳中西医结合杂志,2017,27(7):114-115.

[20]李波,车蓉.慢性阻塞性肺气肿规范家庭氧疗治疗的临床效果分析[J].中外医疗,2017,36(23):77-78,81.

[21]习近平提出,提高保障和改善民生水平加强和创新社会治理[EB/OL].(2017-10-18)[2020-01-20].http://www.xinhuanet.com//politics/2017-10/18/c_1121820849.htm.

[22]李爱夏,费素定,李倩茹,等.居家诊疗者医疗废弃物的处理现状与对策[J].中国农村卫生事业管理,2018,38(5):592-594.

[23]倪诚,李玲孺,李英帅.辨体-辨病-辨证诊疗模式在慢性病防治中的

应用策略 [J]. 天津中医药，2019,36(5):418-420.

[24] 林兰兰,刘剑雄.冠心病伴焦虑/抑郁状态诊疗进展 [J].心血管病学进展，2019,40(2):248-252.

[25] 张佳星.脑卒中救治"黄金 3 小时"要靠标准化诊疗抢时间 [N].科技日报，2019-07-04(7).

[26] 侯锐东.核磁共振成像诊断脑梗死的临床分析 [J].影像研究与医学应用，2019(14):50-51.

[27] 陈亚贞,吴盛.慢性呼吸系统疾病用药常见问题及护理对策 [J].世界最新医学信息文摘，2019,19(46):340,342.

[28] 秦桂福,李惠玲,叶志勤,等.尪痹胶囊治疗类风湿关节炎 60 例 [J].中国中医骨伤科杂志，2019,27(7):54-56.

[29] 林柳树.不同血清尿酸水平痛风性关节炎患者的高频超声检查结果 [J].医疗装备，2019(13):15-16.

[30] 骆红,党勇,刘书真.温脾泄浊汤联合血液透析治疗慢性肾功能衰竭临床研究 [J].新中医，2019,51(7):157-160.

[31] KENNELEYIL.Infection control and prevention in home health care: prevention activities are the key to desired patient outcomes [J]. HomeHealthcNurse,2007,25(7):459-469.

[32] MARKKANENP,QUINNM,GALLIGANC,et al. There's noplace like home: aqualitative study of the working conditions of home health care providers [J]. JO ccup Environ Med,2007,49(3):327-337.

[33] VIMALAVATHINIR, GITANJALIB. Effect of temperature on the potency & pharmacological action of insulin [J]. Indina JMedRes,2009,130 (8):166.

[34] QUINNMM,MARKKANENPK,GALLIGANCJ,et al. Sharps in juries and ot her blood and body fluid exposure samong home health care nurses and aides [J]. Am JPublic Health,2009,99Suppl3:710-717.

[35] ROMAGNOLIKM,HANDLERSM,HOCHHEISERH.Homecare:more than just avisiting nurse [J]. BMJQual Saf,2013,22(12):972-974.